健康中国—肿瘤防治科普系列丛书

消化系统肿瘤

主　编　韩正祥　杨　阳　蔡东焱

副主编　张先稳　赵　坤　张　燕　武　渊　李剑萍

编　委　施　玥　晏　苪　汤娟娟　王红梅　赵　阳

　　　　杨　艳　秦晓冰　刘文楼　葛　艳　曹　旭

　　　　潘　迪　朱晶晶　陈暑波

审　校　缪建华　陈暑波　仲爱生

东南大学出版社

SOUTHEAST UNIVERSITY PRESS

·南京·

图书在版编目(CIP)数据

消化系统肿瘤 / 韩正祥，杨阳，蔡东焱主编. --
南京：东南大学出版社，2024.7. --（健康中国 / 沈
波，茆勇，缪苏宇主编）. -- ISBN 978-7-5766-1480-0

Ⅰ. R735

中国国家版本馆 CIP 数据核字第 2024Q6N879 号

责任编辑：戴坚敏(635353748@qq.com)　　　**责任校对：**子雪莲
封面设计：王　玥　　　　　　　　　　　　**责任印制：**周荣虎

消化系统肿瘤 Xiaohua Xitong Zhongliu

主　　编	韩正祥　杨　阳　蔡东焱
出版发行	东南大学出版社
出 版 人	白云飞
社　　址	南京市四牌楼 2 号　邮编：210096
经　　销	全国各地新华书店
印　　刷	南京工大印务有限公司
开　　本	787mm×1092mm　1/16
印　　张	12.25
字　　数	275 千字
版　　次	2024 年 7 月第 1 版
印　　次	2024 年 7 月第 1 次印刷
书　　号	ISBN　978-7-5766-1480-0
定　　价	58.00 元

健康中国—肿瘤防治科普系列丛书

编委会

总序

    悠悠民生，健康最大。《健康中国行动（2019—2030）》提出到 2030 年一系列健康目标，为老百姓的健康守则划了"国标"，健康中国顶层设计也逐渐走入寻常百姓家。围绕疾病预防和健康促进，开展了 15 个专项行动，其中癌症防治行动主要针对当前我国癌症发病率、死亡率逐年上升的趋势，围绕癌症预防、早期预防及早诊早治、规范化治疗、康复和膳食指导等给出权威的规范化意见，并提出社会、政府及个人应该采取的举措。这项行动实现了全人群、全生命周期的慢性病健康管理，使总体癌症 5 年生存率提高 15%。没有全民健康，就没有全民小康，健康长寿是我们共同的愿望。要实现这一宏伟目标，需要医学工作者和全体国民的共同努力，需要提高全体国民的健康意识和科学素养。

    多年来，缪建华教授的团队致力于编著临床肿瘤学论著，先后出版并在全国新华书店发行了《肿瘤内科相关事件临床处理策略》《恶性肿瘤相关治疗临床应用解析》《恶性肿瘤相关因素临床预防方略》《肿瘤预防》等著作，为肿瘤临床工作者掌握肿瘤学相关知识、提高肿瘤疾病的预防及诊疗水平作出了贡献，是肿瘤学科进步的重要组成部分。

    今天，缪建华教授、沈波教授再次组织南京大学附属鼓楼医院、东南大学附属中大医院、南京医科大学第一附属医院（江苏省人民医院）、南京医科大学附属肿瘤医院（江苏省肿瘤医院）、南京医科大学附属老年医院（江苏省省级机关医院）、南京医科大学附属淮安第一人民医院、中国科技大学附属第一医院西区（安徽省肿瘤医院）、苏州大学第一附属医院、徐州医科大学附属医院、扬州大学附属苏北人民医院、江南大学附属医院、南京大学附属盐城第一医院、南京中医药大学附属南京医院（南京市肿瘤医院）、南京医科大学康达学院附属连云港二院、东台市人民医院的肿瘤学家共同撰写编著《健康中国—肿瘤防治科普系列丛书》，正是进一步响应健康中国行动的号召，把科学传播给广大人民群众，提高全体国民对肿瘤疾病的认识，是健康中国行动的重要组成部分。

　　《健康中国—肿瘤防治科普系列丛书》包含了头颈部肿瘤、胸部肿瘤、消化系统肿瘤、肝胆胰肿瘤、男性生殖系肿瘤、妇科肿瘤、骨软组织肿瘤、淋巴肿瘤、皮肤肿瘤、肿瘤的全身治疗、肿瘤的局部治疗、肿瘤的姑息治疗、肿瘤护理等，该丛书每类肿瘤单独一册，陆续出版发行。全书以问答的形式阐述了每一类肿瘤的特征、好发人群、发病机制、临床表现、治疗方案、防治要点等等。全书文字既力求简明易懂，同时也不失专业性，目的是让不具备医学专业知识的普通读者能够充分了解各类肿瘤的防治知识，以促进健康中国行动计划的顺利实施及全民健康水平的提高。

　　相信随着这套丛书的出版发行将激发广大人民群众探索肿瘤学未知领域追求真理的热潮，人们将和这套书一起踏上一段精彩的健康科普之旅，感受科学的魅力。

　　感谢全体作者为肿瘤学的科普作出的辛勤劳作！感谢全体作者为提高全民科学素质所作的贡献！

2024 年 4 月

前言

　　近年来，我国癌症的发病率和死亡率一直居高不下，给社会和家庭带来了沉重的负担。2024 年，国家癌症中心基于肿瘤登记及随访监测的最新数据，揭示了中国癌谱结构的现状：恶性肿瘤发病率前五位分别为肺癌、结直肠癌、甲状腺癌、肝癌和胃癌；死亡率前五位则为肺癌、肝癌、胃癌、结直肠癌和食管癌。特别值得注意的是，消化系统肿瘤在这些统计中占据了重要位置。

　　消化系统肿瘤，包括食管癌、胃癌、结直肠癌、肝癌和胰腺癌等，其发病率与环境因素和生活习惯密切相关。大量研究表明，不良的生活方式，如高脂肪饮食、过度饮酒、吸烟和缺乏运动，都可能诱发肿瘤。此外，感染如幽门螺杆菌和乙肝、丙肝病毒等，显著增加了胃癌和肝癌的发病风险。因此，通过改变不良生活习惯和提高居民防癌意识，可以显著降低这些肿瘤的发病率。同时，正确的筛查手段和早期干预措施，做到早发现、早干预、早治疗，可以提高这些肿瘤的治愈率。

　　从 2000 年至 2018 年，中国在肿瘤综合防治工作上取得了显著成效，全癌种标化死亡率平均每年下降 1.3%。特别是食管癌、胃癌和肝癌的年龄标准化发病率和死亡率均呈显著下降趋势。尽管如此，2022 年中国癌症发病人数仍然高达 482.47 万，占全球首位。其中结直肠癌、肝癌、胃癌、食管癌、胰腺癌等发病人数依然位居肿瘤发病人数的前列。面对如此庞大的消化系统肿瘤患者群体，肿瘤科普和防治工作仍然任重道远。社会各界亟需一系列科普书籍和教育资源来解答肿瘤患者及广大读者的各种疑问，提升公众对肿瘤的认识和防治意识。

　　正是在这样的背景下，在《健康中国—肿瘤防治科普系列丛书》中编列了《消化系统肿瘤》分册，旨在为广大读者提供全面、科学的消化系统肿瘤知识。本书由江苏省肿瘤医院的武渊教授、晏苆教授和施玥教授团队负责编写食管癌、胃癌、结直肠癌部分，由徐州医科大学附属医院的韩正祥教授团队负责编写肝癌、胆囊癌和胰腺癌部分。经过半年艰苦卓越的努力，两个写作团队齐头并进，顺利完成了写作任务。

本书力求将食管癌、胃癌、结直肠癌、肝癌、胆囊癌和胰腺癌这六种常见消化系统肿瘤的相关知识，以通俗易懂的方式进行解答，内容涵盖了这些肿瘤的发病因素、预防措施、筛查手段、病理生理、临床表现、鉴别诊断、治疗方案、健康管理和复查随访等方面，知识全面，内容通俗易懂，方便广大群众学习和理解。

　　预防是防治肿瘤的最佳手段。通过《消化系统肿瘤》分册的出版发行，我们希望普及科学知识，推动肿瘤危险因素的综合防控。首先，要禁烟禁酒，减少这两大致癌因素的影响；其次，倡导健康饮食，尽量避免食用腌制、熏制、油炸等致癌食品，避免进食 60 ℃以上的高温饮食。此外，还需积极改变不良生活习惯，如熬夜、久坐不动等。再者，提倡分食制或使用公筷，尽量避免幽门螺旋杆菌的感染，不接触体液污染物品，切断乙肝、丙肝病毒感染的途径。

　　消化系统肿瘤的筛查同样至关重要。通过普及肿瘤筛查知识，鼓励高危人群定期进行胃镜、肠镜、肝脏超声等检查，可以显著提高早期诊断率。同时，正确规范的诊疗流程和全程健康管理指导，能够帮助患者树立正确的健康观念，掌握科学的防治知识。

　　《消化系统肿瘤》分册不仅是一本科普书籍，更是一份沉甸甸的责任和使命。我们希望这本书能够帮助广大读者了解消化系统肿瘤的相关知识，树立正确的健康观念，采取积极的预防措施，降低肿瘤的发病率和死亡率。通过本书的阅读，希望每一位读者都能从中受益，掌握科学的肿瘤防治知识，做自己健康的守护者。

2024 年 6 月

目录

第3章　小肠恶性肿瘤

第4章　结直肠肿瘤

第 1 章

食管肿瘤

1.1

认识食管

1.1.1 什么是食管，它在人体中的位置是什么？

食管位于人体的颈部、胸部和腹部，是连接咽喉和胃的通道。具体而言，食管从咽喉开始，沿着颈部贯穿而下，穿过胸腔并最终进入腹腔。食管位于脊椎之前而于气管之后，由咽喉的末端开始往下经食管裂缝贯穿横膈膜，而终止于胃上方（与胃贲门相连接）。这一位置跨越多个身体区域，使得食管在协调食物传输的同时，也需要适应身体不同部位的解剖结构。

食管是消化管道的一部分，上端连于咽喉，沿脊柱椎体下行，穿过膈肌的食管裂孔通入胃。人类的食管长度大约在 20～25 cm。依食管的行程可将其分为颈部、胸部和腹部 3 段。食管上方有两处生理括约肌，分别是上食管括约肌及下食管括约肌，下食管括约肌又称为贲门括约肌，可以防止食物经由胃逆流回食管。

1.1.2 食管的主要结构和组成有哪些？

食管是人体内一条极为柔软且富有弹性的管道，其呈弯曲状，作为连接口腔和胃的桥梁，承担着重要的生理功能。其独特的构造包括多层组织，这些层次自内而外可明显分为黏膜层、黏膜下层、肌层、外膜层。食管肌肉层的上 1/3 为横纹肌，中间 1/3 为横纹肌与平滑肌，而下 1/3 为平滑肌。每一层次都在保障食管的正常功能中发挥着独特而协同的作用。

黏膜层位于食管的内侧，它直接接触通过的食物。这一层主要负责分泌黏液，旨在减少食物在运动过程中的摩擦，确保其能够畅顺地通过。黏膜下层则为黏膜层的支持，提供了一定的结构基础。而肌层则是食管运动的主要驱动力，其强健的肌肉组织使得食管能够执行协调有力的蠕动，将食物有力地推送至胃腔。

同时，外膜层是食管的最外层，为整个结构提供了保护性的外包裹。这些层次之间的协同工作使得食管得以高效地推动食物，以确保将食物输送到胃部进行进一步的消化。

1.1.3 食管在消化系统中扮演着什么样的角色？

食管在消化系统中的角色至关重要。食物并非仅仅依赖地球的引力而下落到胃中，而是经由食管壁的肌肉执行着如同波浪般的蠕动，这种运动是有力度的，将食物有力地推送至胃腔深处。与此同时，食管还会产生一种黏液，其作用在于使食物能够毫不阻滞地通过。这种协同作用的机制确保了食物的顺利推送过程，不仅体现了生理学上的精妙设计，同时也彰显了食管在维护整个消化系统正常运行中的重要角色。因此，它不仅是将食物从口腔传送至胃的通道，更是整个消化过程的启动器。正常的食管功能保障了食物的顺利传输，为胃内消化酶的作用提供了良好的条件，从而促使食物的消化和吸收。

1.1.4　食管的生理功能是什么，它在食物消化过程中起到了什么作用？

（1）吞咽过程：食管的首要功能是通过食管肌肉的蠕动，将食物输送入胃内以避免内容物反流。当我们进食时，食物首先在口腔中被咀嚼和润湿，然后通过吞咽动作被送入食管。这个复杂的过程牵涉喉部和食管肌肉的协同收缩，确保食物能够安全地进入食管。（2）运输食物至胃：一旦食物进入食管，食管肌肉会进行有序的蠕动波动作，将食物逐渐推送至胃部。这个过程确保了食物在整个食管的长度内能够顺利传输，为后续的消化和吸收创造条件。

1.1.5　食管的解剖学特点如何影响其功能和疾病发生？

（1）食管由多层组织构成，包括黏膜层、黏膜下层、肌层、外膜层，这种结构赋予了食管强大的推动和蠕动能力，从而使其能够有效地将食物传输到胃部。然而，这也使得食管容易受到炎症、异物或肿瘤等问题的影响。（2）食管穿过颈部、胸腔和腹腔，其位置的变化对其功能有一定的影响。例如，食管在胸腔段与腹腔段之间存在一定的生理性弯曲，这可能使其更容易受到食物反流的影响，增加胃食管反流病的发生风险。（3）食管黏膜层具有一定的保护作用，能帮助抵抗食物摩擦和酸性胃内容物的腐蚀。然而，当黏膜受到损伤或炎症时，容易导致食管疾病的发生，包括胃食管反流病和食管炎症。

1.1.6　食管与其他消化器官之间是如何协同工作的？

食管与其他消化器官之间协同工作，形成了一个复杂而协调的消化系统。这个系统包括口腔、食管、胃、小肠、大肠和其他附属器官，每个器官都在不同的阶段负责特定的消化和吸收任务。（1）口腔阶段：消化过程始于口腔。食物在口腔中被咀嚼、润湿和混合于唾液中的酶。唾液中的酶开始分解淀粉为糖，奠定了食物在口腔和食管阶段的初步消化。（2）食管传输：吞咽动作将口腔中咀嚼好的食物推入食管。这个阶段主要由食管肌肉的蠕动波来推动食物向下运输。食管的蠕动波确保食物能够快速、顺利地传输到胃部。(3) 胃部消化：食物进入胃后，胃液中的酸性环境和消化酶开始进一步分解食物。蛋白质在胃中被分解成小的多肽链，形成胃内容物。同时，胃蠕动混合和搅拌食物，使其更容易受到胃液的作用。(4) 小肠吸收：经过胃部处理后的食物进入小肠。在小肠中，胰液和肠液分泌出来，进一步分解和消化食物。最终，营养物质如葡萄糖、氨基酸和脂肪酸被吸收到血液和淋巴系统中，供身体各部分使用。(5) 大肠水分吸收：未被吸收的食物残渣进入大肠，这里主要负责水分和电解质的吸收。大肠将残余物质变成形状更为坚实的粪便，准备排出体外。

1.1.7 食管的常见问题和疾病有哪些，它们可能是由什么原因引起的？

(1) 胃食管反流（GERD）

原因：GERD通常是由胃内容物逆流至食管引起的，这可能是由于食管下括约肌的功能障碍，导致胃酸和其他消化液流入食管。症状：灼热感、胸部不适、酸味、咳嗽等。

(2) 食管炎症

原因：食管炎症可能是由于长时间的胃酸反流、化学物质刺激、感染或自身免疫反应引起的。症状：吞咽困难、胸部疼痛、喉咙痛等。

(3) 食管溃疡

原因：溃疡可能是由于长时间的胃酸反流、感染、食管损伤或药物使用引起的。症状：疼痛、吞咽困难、出血等。

(4) 良性食管狭窄

原因：良性食管狭窄通常是由于长期胃食管反流、食管溃疡愈合形成瘢痕、食管炎症或吞咽功能障碍引起的。症状：吞咽困难、食物卡顿感。

(5) 食管蠕动障碍

原因：食管蠕动障碍可能是由于神经或肌肉问题、代谢障碍、药物影响或系统性疾病引起的。症状：吞咽困难、胸部不适、反酸、体重下降等。

(6) 食管癌

原因：食管癌的发生通常与长期的食管炎症、胃食管反流病、吸烟、饮酒、遗传因素等有关。症状：吞咽困难、胸部疼痛、体重下降等。

1.1.8 食管疾病对日常生活和健康有何影响？

(1) 吞咽困难：吞咽困难是许多食管疾病的常见症状，它可能导致进食变得困难、时间消耗长，甚至引起营养不良。这会对个体的日常生活和生活质量产生显著影响。

（2）疼痛不适：食管炎症、溃疡、癌症等疾病可能导致胸部或腹部疼痛。这种不适感会干扰食欲、睡眠和一般的日常活动。（3）体重下降：长期吞咽困难、疼痛不适以及某些疾病的代谢影响，都可能导致体重下降。这对健康和身体状态都有负面影响。（4）食物卡顿：食管狭窄或其他结构问题可能导致食物卡顿，这不仅影响吞咽和消化，还可能引发突发性的不适和痛苦。（5）心脏症状：胃食管反流病（GERD）可能导致反流性心脏症状，如胸部灼热感，这会影响日常活动和睡眠。（6）负面心理影响：长期的食管疾病可能导致焦虑、抑郁和生活质量下降。吞咽困难和疼痛可能使患者对饮食产生负面情绪，甚至影响社交活动。（7）并发症风险：一些食管疾病，尤其是食管癌，可能伴随着严重的并发症风险。这包括出血、感染、食管穿孔等，这些并发症可能对患者的生命造成严重威胁。

1.1.9　食管如何分段？

人类的食管可分为颈、胸、腹 3 段，其中胸段分上、中、下 3 段，具体如下：颈段：自食管入口或环状软骨下缘起始，延伸至胸骨柄上缘平面，距离上门齿约 18 cm；胸上段：从胸骨柄上缘平面延伸至气管分叉平面，距离上门齿约 24 cm；胸中段：自气管分叉平面延伸至食管胃交接部全长的上半部，其下界约距上门齿 32 cm；胸下段：从气管分叉平面延伸至食管胃交接部全长的下半部，其下界约距上门齿 40 cm；腹段：此段食管最短，仅 1～2 cm，居于膈肌下方的腹部最上部。这种分段有助于更准确地描述食管的解剖结构和长度。

1.1.10　如何保持食管的健康和功能，预防潜在的问题和疾病？

（1）采用健康的饮食习惯：避免高脂、高盐和高糖食物，因为它们可能导致体重增加和 GERD 的发生。（2）多摄入富含纤维的水果、蔬菜和全谷物。（3）限制咖啡和酒精摄入：咖啡和酒精可能促使胃酸的分泌，增加食管反流的风险，因此适度摄入是必要的。（4）戒烟：吸烟是食管癌的主要危险因素之一，同时也可能加重 GERD。戒烟有助于维护食管的健康。（5）避免长时间躺卧：在就寝前几小时内避免进食和饮水，保持上半身稍微高于下半身的睡姿，可以减少胃酸反流的风险。（6）避免过度进食：大量进食可能增加胃的压力，导致食物和胃酸逆流至食管。分多次少量进食有助于维护食管的正常功能。（7）避免过度使用非甾体抗炎药（NSAIDs）：NSAIDs（如阿司匹林、布洛芬）可能导致食管溃疡和出血。在使用这类药物时应遵医嘱，避免长时间大剂量地使用。（8）定期体检：定期进行健康检查，特别是对于有食管疾病家族史的人群，有助于早期发现潜在问题，并及时采取措施。

食管肿瘤的分类与类型

1.2.1 食管肿瘤究竟是什么，它与正常组织有何不同？

食管肿瘤是指在食管内发生的任何异常组织生长，它可能是良性的或恶性的。以下是关于食管肿瘤与正常组织的一些基本区别：（1）细胞增殖和分化：在正常情况下，食管的细胞会经历有序的增殖和分化过程，以维持组织的正常结构和功能。而在肿瘤中，细胞失去了正常的增殖和分化调控，导致异常的细胞生长和组织结构的混乱。（2）无控制的细胞生长：在食管肿瘤中，恶性肿瘤的细胞可能失去对正常生长信号的响应，导致无控制的细胞生长。这种不受控制的增殖可能形成肿块，称为肿瘤。（3）组织结构的改变：良性食管肿瘤通常是局部性的、边界清晰的增生，而恶性食管肿瘤可能显示出浸润性生长，穿透食管层次并侵入周围组织。（4）细胞异型性：恶性食管肿瘤的细胞可能会出现异型性，即细胞的大小、形状和核的形态可能与正常细胞相比发生显著变化。这是一种典型的癌变特征。

1.2.2 食管良性肿瘤与食管恶性肿瘤之间有何区别？

食管良性肿瘤和食管恶性肿瘤在性质和行为上存在明显的区别。

良性肿瘤：

（1）细胞生长和分化：良性肿瘤的细胞生长较为有序，它们通常遵循正常的细胞分化和增殖模式，不会无限制地扩散。（2）局部性生长：良性肿瘤通常在原发位置局部生长，不会侵犯周围组织或器官。其生长一般相对缓慢，边界清晰。（3）不会转移：良性肿瘤不会向身体其他部位扩散，不会形成远处的转移瘤。（4）组织结构相对正常：良性肿瘤的细胞和组织结构可能与周围正常组织相似，仅仅是过度增生的结果。

恶性肿瘤（癌症）：

（1）细胞异型性：恶性肿瘤的细胞通常会显示异型性，即细胞的大小、形状和核的形态可能与正常细胞相比发生显著变化。（2）浸润性生长：恶性肿瘤通常表现为浸润性生长，能够侵犯并破坏周围组织，甚至可向血管和淋巴管扩散。（3）可能形成转移：恶性肿瘤的细胞有可能脱离原发病灶，通过血液或淋巴系统进入其他部位，形成远处的转移瘤。（4）组织结构混乱：恶性肿瘤的组织结构通常较为混乱，不同于正常组织。（5）可能引起疼痛：由于其浸润性生长和对周围神经的影响，恶性肿瘤可能引起疼痛感。

1.2.3 食管癌是什么？

食管癌是一种源于食管组织的恶性肿瘤。目前较为常见的有两大类食管癌：鳞状细胞癌在发展中国家更为普遍，而腺癌在发达国家相对较为常见，其他类型相对较为罕见。鳞状细胞癌的主要诱因包括吸烟、饮酒、热饮、嚼槟榔以及不良的饮食习惯等；而腺癌主要由吸烟、肥胖以及胃食道逆流引起。这些因素的不同对于食管癌的发病有着显著的区域差异。

1.2.4 食管癌的渐变过程？

原发癌病变涉及主癌、边缘及邻近组织，甚至较远部位的组织，其病变程度在肉眼下难以察觉，包括鳞状上皮的单纯性增生、不典型增生、原位癌，甚至早期浸润癌。这些变化之间通常具有连续性，但也可能孤立存在。食管癌的多灶性起源意味着其发生和发展经历了单纯性增生、不典型增生、原位癌，最终到达早期浸润癌的演变过程，呈现出一种连续性的发展模式。而术后部分复发病例实际上属于多灶性非同步起源，因此应该被称为再发性食管癌。

1.2.5 食管癌的病理分型？

早期食管癌可分为隐伏型、糜烂型、斑块型、乳头型等大体病理类型。

中晚期食管癌的大体类型包括髓质型，其癌组织向腔内外生长与扩展，主要向食管壁内扩展，管壁显著增厚，环行浸润食管壁大部分或全周，癌灶上下两端边缘呈坡状隆起，伴有继发性溃疡形成；蕈伞型表现为瘤体状如蘑菇样突向食管腔内生长，环周侵犯食管壁一部分或大部分，表面常见继发性浅溃疡；溃疡型则呈深陷性溃疡，外形不整，边缘隆起，底部凹凸不平，癌组织环行侵犯食管一部分或大部分；缩窄型则表现为瘤组织向食管壁深层浸润性生长，环行侵犯食管全周，导致管壁变厚变硬，管腔明显环行狭窄，局部食管壁常常缩短；腔内型：病变呈现蘑菇样或息肉样突向食管腔，伴有/无带蒂，与食管壁相连，肿瘤表面常有糜烂和浅溃疡。

1.3

食管癌的发病原因

1.3.1 食管癌是如何形成的，有哪些主要的发病机制？

（1）遗传因素：基因突变：遗传变异可能增加个体患食管癌的风险。某些基因的突变可能使细胞失去正常的生长调控，从而促进癌症的发生。（2）吸烟：长期吸烟是食管癌最主要的危险因素之一。烟草中的有害物质可以损害食管黏膜，引发癌症的发生。（3）胃食管反流病（GERD）：长期患有 GERD，尤其是伴随 Barrett 食管的情况，可能增加食管腺癌的发病风险。（4）饮食因素：缺乏蔬菜和水果等富含抗氧化剂的食物，以及高温食物摄入，可能增加患食管癌的风险。（5）炎症和慢性刺激：慢性食管炎症：长期存在的食管炎症可能导致组织的损伤和修复，增加癌症发生的可能性。（6）饮酒：饮酒与食管癌密切相关，尤其是与长期大量饮酒有关。酒精可能导致黏膜损伤，增加癌症风险。（7）食管梗阻：长期存在的食管梗阻，如食管裂孔疝和良性食管狭窄，也可能增加癌症的风险。（8）营养不良：缺乏富含维生素和矿物质的健康饮食，以及营养不良，可能增加食管癌的发病风险。（9）人类乳头瘤病毒（HPV）：食管癌可发生 HPV-16 感染，同时，HPV 具有放大癌基因 C2myc 和 H2ras 的作用，并能使抑癌基因 p53 突变失活，这些都说明 HPV 感染可能在食管癌的发生、发展中发挥着重要作用。（10）亚硝胺类化合物、真菌毒素和真菌感染：亚硝胺类化合物是一种很强的致癌物，同时，大量研究表明食管癌高发区的谷物真菌污染率明显高于低发区，且真菌还能促进亚硝胺的合成。

1.3.2 吸烟与食管癌之间存在什么样的关联，它是如何增加食管癌风险的？

吸烟与食管癌之间存在着密切的关联，吸烟被认为是食管癌的主要危险因素之一。以下是吸烟如何增加食管癌风险的一些关键因素：（1）有害物质的暴露：烟草烟雾中含有大量的致癌物质，包括多环芳烃、亚硝基化合物、环氧化物、苯并芘等。这些物质能直接作用于细胞蛋白质、核酸等成分，造成细胞损伤，引发癌变。（2）食管黏膜的直接接触：吸烟导致的有害物质直接接触食管黏膜，引起细胞 DNA 的损害。这种DNA 损伤可能是癌症发生的起始点之一。（3）慢性炎症和细胞损伤：吸烟可以导致食管黏膜的慢性炎症，激发炎症反应和免疫反应，最终导致细胞损伤和修复的不断循环。这种过程可能增加癌变的风险。（4）抑制正常细胞生长和修复：烟草中的化学物质可能影响正常细胞的生长和修复机制，导致细胞失去对正常生长调控的响应。这种无序的细胞生长可能促进癌症的发生。

1.3.3　膳食习惯与食管癌之间是否有关联，哪些膳食因素可能影响发病风险？

一些特定的膳食因素可能影响食管癌的发病风险。（1）不足的蔬菜和水果摄入：缺乏蔬菜和水果的摄入与食管癌的发生有关。这些食物富含抗氧化剂、维生素和矿物质，对细胞的保护作用可能有助于降低癌症风险。（2）低纤维饮食：长期摄入低纤维饮食可能增加食管癌的风险。纤维有助于促进肠道健康，减少有害物质在胃肠道停留的时间。（3）过量摄入热量和高脂饮食：过量的热量和高脂饮食与肥胖有关，而肥胖是食管癌的危险因素之一。（4）亚硝酸盐的摄入：长期食用富含亚硝酸盐的食物，如腌制、烟熏和发酵的食物，可能增加食管癌的风险。（5）热饮和高温食物：长期摄入过热的饮品和高温的食物可能对食管黏膜产生损害，增加食管癌的风险。（6）缺乏维生素和矿物质：缺乏维生素和矿物质，如维生素 A、维生素 C、硒等，可能降低身体对癌症的抵抗力。

1.3.4　高温饮食和食管癌是否存在关系，为什么高温饮食可能会增加食管癌风险？

高温饮食与食管癌之间存在一定的关系，尤其是在长期和频繁暴露于高温食物或饮品的情况下。高温食物通常在摄入后流动较快，可能导致食管内黏膜受到更强的刺激，增加癌变的风险。长时间摄入过热的食物或饮品，特别是在高温下摄入时，可能对食管黏膜造成机械性和热性的损伤，这种损伤可能导致黏膜炎症，增加癌症的发生风险。

1.3.5　慢性胃食管反流病（GERD）与食管癌之间的关系是什么，它如何导致癌症？

慢性胃食管反流病（GERD）与食管癌之间存在密切关系。GERD 是一种慢性的胃酸反流至食管的病症，长期的胃酸和胃液的反流可以导致食管黏膜的慢性炎症和损伤。在反复发作的情况下，黏膜可能经历不断地修复和再生，最终可能演变为 Barrett 食管，其中食管下端的鳞状上皮被胃黏膜替代。Barrett 食管是食管癌的前期病变，增加了食管癌的发病风险。长期的 GERD 不仅使黏膜受到慢性炎症的影响，还可能导致细胞 DNA 的损害，促进异常细胞生长，最终可能导致癌症的发生。因此，及时诊断和管理 GERD 对于预防食管癌的发生具有重要意义。

1.3.6 慢性炎症与食管癌之间是否有联系，炎症如何参与了癌症的发展？

长期的慢性炎症是食管癌发展的一个重要因素。慢性炎症可能源于多种因素，包括胃食管反流病（GERD）、食管裂孔疝、长期吸烟和高温饮食等。炎症过程中释放的炎性介质和细胞因子可以促使细胞的增殖、抗凋亡能力降低，增加细胞对 DNA 损伤的敏感性。此外，慢性炎症还可能导致组织的不断修复和再生，增加 DNA 复制的次数，提高癌症发生的机会。

1.4

食管癌的症状与诊断

1.4.1 食管癌的早期症状有哪些，为何会被忽视？

食管癌的早期症状可能表现为多种不适感：（1）间断吞食停滞或顿挫感：即患者在吞咽食物时可能感到某个部位一时停滞或有顿挫的感觉，这并非持续性，而是在病变发展后才逐渐明显。（2）间断胸骨后胀闷感、轻微疼痛：部分患者可能感到间断地胸骨后胀闷感或轻微疼痛，这种症状可能是间歇性的，在劳累或快速进食时加重。这是由于食管自身的蠕动，只有在蠕动到病变部位时才会出现症状。（3）进食时异物感，咽干硬食物时加重：患者初期可能在吞咽食物时感到异物感。在咽食过程中，食物经过病变区域（尤其是在肿瘤较小的时候）可能导致异物感，而这种感觉总是在某个部位固定，就像有东西永远无法咽下去的感觉。由于症状较轻微且呈现间歇性发生，可能容易被患者忽略。（4）咽干、胸闷、阻塞、进食时加重：一般而言，食管癌最初期患者可能没有明显不适。随着肿瘤在食管部位的增长，胸部可能出现胀闷或紧缩感，并常伴有咽喉部的干燥感。患者可能感觉胸前部始终有一种闷气的感觉，就像有物体堵塞，使胸部呈紧缩的感觉，这种阻塞感在吞咽食物时尤为明显。由于这种感觉只在进食时发生，不影响正常生活和工作，很容易被忽视。这些食管癌早期症状通常会持续 3 个月甚至更长时间。如果患者忽视这些危险信号，可能会耽误病情，导致无法早期诊断和治疗。

1.4.2 食管癌的晚期症状和体征有哪些，如何影响患者的健康？

中晚期食管癌患者表现出多方面的典型症状，涵盖了局部占位效应、转移性病灶占位效应和全身表现 3 个方面。（1）局部占位及浸润效应主要体现在吞咽不适症状，如进食时出现胸骨后疼痛，进食固体、半流质或流质食物时感到哽噎，明显的局部异物感。非进食时可能有持续性胸骨后疼痛、背部疼痛以及自觉背部沉重感。下段食管癌患者还可能伴随上腹部持续性疼痛、不适和饱胀感。食管-支气管瘘可导致呛咳、咯血、呼吸困难等症状。（2）转移性病灶占位效应主要表现为与转移病灶所在部位相一致的占位和浸润引起的症状。（3）全身表现方面，患者呈现进行性加重的营养不良、明显的体重减轻，晚期患者可能出现恶液质。

1.4.3 吞咽困难是食管癌的常见症状之一，为什么会出现这种情况？

吞咽困难是食管癌常见且突出的症状之一，此症状的出现主要与以下几个方面的病理生理过程密切相关：（1）食管管腔狭窄：随着食管癌的生长，肿瘤可占据食管管腔，导致食管管腔狭窄。这使得食物通过食管的流动受到阻碍，引起吞咽困难。（2）食管蠕动受损：食管癌的存在可能干扰正常的食管蠕动，降低了食物在食管内的运输效率。食管蠕动的减弱或消失使得食物更难以通过食管，增加了吞咽的困难。（3）神经和肌肉受损：肿瘤侵犯食管周围的神经和肌肉结构，影响了吞咽的协调性。这可能导致食物在吞咽过程中无法顺利地从咽部通过食管到达胃部。（4）疼痛影响吞咽：随着病变的进展，癌症可引起疼痛和不适感，使得患者在吞咽时感到痛苦，进而出现吞咽困难。（5）食管黏膜炎症：肿瘤的存在可能导致食管黏膜的炎症反应，使得黏膜变得粗糙、不规则，从而阻碍食物的正常通过。

1.4.4 食管癌如何导致体重下降和营养不良，存在何种关联？

食管癌引起体重下降和营养不良的关联主要涉及多种因素，这些因素共同作用，对患者的整体健康状况造成严重影响。（1）吞咽困难：食管癌的存在会导致食管管腔狭窄，阻碍食物的正常通过，使患者在进食时感到明显的吞咽困难。这导致患者减少食物摄入量，甚至可能出现进食的回避行为，从而造成能量和营养素的摄入不足。（2）疼痛和不适感：随着癌症的生长，患者可能经历胸痛、背痛或上腹痛等疼痛症状。这使得进食变得痛苦，患者可能会故意避免进食，导致摄入减少。（3）消耗体能：癌症本身以及免疫系统的应激反应会导致体能的消耗增加，使患者在基础代谢上有所提高，从而进一步加剧了体重下降。（4）代谢变化：肿瘤的存在可能导致机体的代谢异常，促使脂肪和蛋白质的分解。这导致身体消耗存储的能量和蛋白质，进一步加重了体重减轻和营养不良。（5）吸收障碍：癌症的存在可能影响胃肠道的正常吸收功能，使得摄入的营养物质无法有效地被吸收利用，加剧了营养不良的程度。

1.4.5　声音嘶哑和咳嗽是食管癌的肺部症状，为什么会出现这些症状？

声音嘶哑和咳嗽在食管癌患者中出现的原因主要与癌症的解剖位置及其对周围结构的影响有关。以下是导致声音嘶哑和咳嗽的主要因素：（1）喉部受累：食管癌可能侵犯喉部周围的结构，包括声带和喉返神经。这样的侵犯会导致声带运动受限，使声音嘶哑成为常见症状。（2）咽喉炎症：癌症的存在可能引起咽喉黏膜的炎症，进而导致喉部不适和声音嘶哑。咽喉的炎症还可能刺激咳嗽的发生。（3）气管、支气管受压：食管癌在生长过程中可能压迫周围的气管和支气管，导致呼吸道受限。这种受限可能引起咳嗽，尤其是在进食时食物刺激气道时更为显著。（4）气管食管瘘：在癌症进展的情况下，可能形成气管食管瘘，即食管与气管之间的异常通道。这种瘘可能导致食物和液体通过气管进入肺部，引起反复的咳嗽和呛咳。（5）纵隔淋巴结受累：癌症的转移可能涉及纵隔淋巴结，影响了气道的正常解剖结构，导致呼吸道症状，如咳嗽和呼吸急促。

1.4.6　与食管癌有关的体征有哪些？

早期食管癌常常缺乏明显的特异性体征，使其辨识变得困难。然而，在中晚期阶段，一些症状可能显现，提醒着医生关注患者的整体健康状况。颈部或锁骨上区淋巴结的肿大可能是中晚期食管癌淋巴结转移的表现，提示了潜在的病情进展。黄疸、触诊肝脏肿大或肝区压痛等体征可能指向肝脏的转移可能性，这对于患者的预后具有一定的影响。

在胸部方面，患者可能出现胸廓呼吸运动受限，呼吸变得浅快，肋间隙充实，气管可能向健侧移位，而患侧的语音震颤可能减弱或消失，这些都可能表明患者可能存在着恶性胸水的情况。对于腹部，腹壁紧张度的增加、腹式呼吸运动的减弱、叩诊时出现移动性浊音等症状可能提示着恶性腹水或腹膜转移的可能性。

此外，患者近期体重明显减轻、皮褶厚度变薄、舟状腹等现象可能提示营养不良或恶液质的症状。这些体征的综合观察有助于医生更全面地了解患者的病情，从而为制定个体化的治疗方案提供重要信息。及时的医疗干预和全面评估对于提高患者的生存率和生活质量至关重要。

1.4.7 食管癌的诊断需要多长时间，需要经历哪些步骤?

食管癌的诊断通常是一个系统性、多阶段的过程，时间的长短取决于多种因素，包括病变的类型、病程、患者的整体健康状况以及医疗机构的资源。一般而言，诊断可能需要数天到数周的时间。以下是食管癌诊断的一般步骤:（1）症状评估和病史收集:医生首先会详细询问患者的症状，包括吞咽困难、咳嗽、声音嘶哑、体重下降等，并了解患者的病史，包括个人疾病史、家族史和生活习惯。（2）体格检查:医生会进行体格检查，特别是检查颈部、胸部和腹部。（3）影像学检查:包括胸部 X 射线、食管造影、计算机断层扫描（CT）、磁共振成像（MRI）等。这些检查有助于确定肿瘤的位置、大小以及是否有扩散到周围结构或淋巴结。（4）内镜检查:食管镜检查是诊断食管癌的关键步骤，通过食管镜，医生可以直接观察食管黏膜，并采取组织标本进行生物学检查，以明确是否存在癌症。（5）组织病理学检查:通过对内镜检查中取得的组织标本进行病理学检查，可以明确癌症的类型、分级和其他特征。（6）淋巴结检查:如果有淋巴结肿大或影像学提示淋巴结可能受累，医生可能进行淋巴结活检，以确定是否存在癌症的转移。

1.4.8 如何通过医学影像技术诊断食管癌，有哪些常用的影像检查?

医学影像技术在食管癌的诊断中发挥着关键作用，可以提供有关肿瘤位置、大小、扩散程度和周围结构的重要信息。常用的影像检查包括:（1）胸部 X 射线:胸部 X 射线可用于初步筛查，并显示食管的整体结构。然而，其分辨率较低，通常会被更精细的影像技术所替代。（2）食管造影:食管造影是一种通过口服钡剂或注射造影剂，然后在 X 线下观察食管的情况，可以清晰地显示食管的轮廓和任何潜在的异常病变，如肿瘤或狭窄。（3）计算机断层扫描（CT）:CT 扫描提供了更详细的图像，能够显示食管及其周围组织的层面结构。它有助于评估肿瘤的大小、深度以及是否有淋巴结或器官的受累。（4）磁共振成像（MRI）:MRI 对软组织的分辨率更高，可以在评估食管癌时提供补充信息。（5）正电子发射断层扫描（PET-CT）:PET-CT 结合了 CT 和正电子发射成像，可提供肿瘤活动和代谢信息。这对于评估癌症的生物学行为和是否存在远处转移非常有用。

1.4.9 有哪些肿瘤标志物用于食管癌的辅助诊断，它们的作用是什么?

在食管癌的辅助诊断中，一些肿瘤标志物可以提供额外的信息，尽管它们通常不足以单独用于确诊，但结合其他临床和影像学信息可以帮助医生更全面地评估患者的病情。以下是一些与食管癌相关的肿瘤标志物及其作用：（1）癌胚抗原（CEA）：CEA是一种通用的肿瘤标志物，它在多种癌症中可能升高，包括食管癌。然而，CEA的升高并非特异性，可能受到其他因素的影响，因此主要用于监测治疗反应和癌症复发。（2）角蛋白19片段（CYFRA 21-1）：CYFRA 21-1是一种与细胞角蛋白相关的肿瘤标志物，其升高与食管鳞状细胞癌相关。它在评估治疗效果和监测复发时可能具有一定的临床意义。（3）神经元特异性烯醇化酶（NSE）：NSE是一种神经元源性肿瘤标志物，其在食管小细胞癌中的升高可能提示该亚型的存在。然而，食管小细胞癌相对较少见，因此NSE的特异性有限。（4）糖类抗原199（CA 199）：CA 199在一些食管腺癌患者中升高，但其特异性也受到一些限制。它通常用于监测治疗效果和癌症复发。

1.4.10 除了影像检查，还有哪些诊断方法可以确定食管癌的存在和性质？

（1）食管常规内镜检查是食管癌临床诊断中不可或缺的检查项目，同时涵盖了对食管癌原发病灶的大致分型和通过活检进行的病理学确诊。在存在食管不全或完全梗阻的患者中，食管内镜有时难以获取肿瘤远端累及的信息，此时可以结合上消化道造影或胸部CT/MRI/PET-CT影像进行综合判断。

（2）食管色素内镜采用常见染剂，如碘液、甲苯胺蓝等，可进行单一染色或联合使用。通过喷洒色素，可以对比显示正常黏膜和上皮不典型增生或多原发早癌区域，从而提高T分期的准确性。

（3）食管超声内镜（EUS）采用内镜下超声技术，有助于显示食管癌原发病灶的侵犯层次，对于T分期的诊断具有重要价值。此外，EUS还可以评估食管及腹腔干周围淋巴结，EUS引导下细针穿刺活检（EUS-FNA）可获得N分期的病理学确认。在影像学检查提示管腔狭窄导致EUS无法通过或存在可疑穿孔的患者中，EUS可能被视为禁忌。

1.4.11 食管癌的组织活检是如何进行的？

组织活检是食管癌诊断和治疗过程中不可或缺的一环。食管癌的组织活检通常通过内镜检查（食管内窥镜）进行。在这个过程中，医生会将柔软的内窥镜插入患者的口腔或鼻腔，逐步引导至食管，并通过内镜的细通道引入组织活检工具，如组织钳或组织刷。组织钳可以用来取得小块组织标本，而组织刷则可用于表面细胞的采集。这些采集的组织标本随后送往病理学实验室进行详细的病理学检查。

1.4.12　内镜检查在食管癌诊断中的作用是什么？

内镜检查在食管癌的早期诊断、病变定位、分期和治疗规划中都发挥着关键作用。它不仅提供了直观的视觉信息，还为医生提供了获取组织学信息的机会，从而确保准确而全面的诊断，为患者制定个体化的治疗方案提供了基础。（1）直观观察病变：食管镜检查可以提供直观的、实时的观察，使医生能够检查食管黏膜的各个部位，发现肿瘤、溃疡、狭窄等异常病变。这对于早期诊断和定位食管癌非常重要。（2）取得组织标本：食管镜检查允许医生通过内镜通道取得组织标本，即组织活检。这是确诊食管癌、明确癌症类型和分级的关键步骤。组织标本送往病理学实验室进行详细的病理学检查，以提供更具体的肿瘤信息。（3）测定肿瘤的深度：超声内镜（EUS）是食管镜检查的一种补充技术，通过超声波探头直接放置在食管内，可以更准确地评估肿瘤的深度浸润，包括其对食管壁的渗透程度，为治疗方案的制定提供重要信息。（4）评估淋巴结情况：食管镜检查还可以通过直接观察或内镜超声来评估食管周围淋巴结的状态，判断是否有淋巴结转移。这对于分期和制订治疗计划至关重要。

1.4.13　完整的临床诊断包括哪些内容？

进行病理学诊断（被认为是金标准）通常需要通过食管内镜下活检来确诊。对于存在内镜检查禁忌或者多次尝试活检均未能明确病理诊断的情况，可以综合运用上消化道造影，颈、胸、腹部增强 CT，全身 PET-CT、EUS 或超声支气管镜引导下穿刺活检，来进行辅助诊断。在存在可疑的转移性淋巴结或远隔脏器的影像学检查情况下，应根据医疗条件及操作风险因素进行综合评估，由主诊医生酌情选择合理的活检方式。在临床分期诊断方面，应包括（颈）胸/腹（盆）部增强 CT，而在医疗条件允许的情况下，还可以选择超声检查、EUS、PET-CT 以及 MRI 等影像学评估方法。对于接受新辅助治疗后的患者，再分期诊断仍以治疗前初始临床分期方法为基础，并结合医疗条件及操作风险，对于可疑转移性区域淋巴结或远隔脏器，可以进行有创性活检以获取病理学再确认。

1.4.14　了解食管癌的分期是诊断的一部分吗，分期有何意义？

了解食管癌的分期是诊断的重要组成部分。癌症分期是指确定癌症在身体内的大小、扩散范围以及对周围组织或远处器官的影响程度的过程。食管癌的分期对于制订合适的治疗计划、评估患者预后以及为医疗团队提供治疗方向都具有关键意义。分期的主要目的包括：（1）制定治疗方案：癌症分期有助于医生确定最适合患者的治疗方案。早期诊断的食管癌可能可以通过手术切除治疗，而晚期癌症可能需要放疗、化疗或其他治疗手段的组合。（2）预测预后：分期有助于医生评估患者的预后，即癌症的发展和患者的生存期望。早期分期通常与更良好的预后相关，而晚期分期可能涉及更复杂的治疗和较低的生存率。（3）选择手术候选人：对于可以手术切除的食管癌患者，分期有助于确定是否存在手术的可能性以及手术的可行性。有些晚期分期的癌症可能已扩散到无法手术切除的程度。（4）确定治疗范围：分期有助于确定治疗的范围，包括是否需要辅助治疗，如放疗或化疗，以及是否需要针对淋巴结的治疗。食管癌的分期通常采用国际癌症分期系统（TNM 系统），结合肿瘤的大小（Tumor）、淋巴结的受累情况（Node）以及是否存在远处转移（Metastasis）等因素进行评估。

1.4.15　食管癌的早期诊断对治疗和预后有何重要意义？

食管癌的早期诊断对治疗和预后具有极其重要的意义。首先，早期诊断有助于实施更为有效的治疗策略。在癌症的早期阶段，肿瘤通常局限于食管的表面层，未涉及深层组织或扩散到淋巴结或其他器官。因此，早期诊断使得手术切除等局部治疗方法成为可能，提高了治疗成功的机会。其次，早期诊断可以降低治疗的复杂性。相较于晚期癌症，早期食管癌的治疗通常更为简单，患者可能不需要接受过多的放疗或化疗。这有助于减轻患者的治疗负担和不适感，提高生活质量。另外，早期诊断对于提高患者的生存率至关重要。癌症在早期阶段治愈的机会更大，因为肿瘤还没有扩散到体内其他部位，从而更容易被全身性治疗方法如手术、放疗或化疗有效控制。随着癌症的进展，治疗的难度和复杂性都会增加，生存率可能显著降低。因此，食管癌的早期诊断有助于实施更为有效、简单的治疗方案，提高患者的治愈机会，降低治疗的负担，从而对患者的整体预后产生积极而显著的影响。因此，早期癌症筛查和诊断的重要性在于通过及早干预，为患者争取更好的治疗效果和生存质量。

1.5

食管癌的病理分析与病理报告解读

1.5.1　病理检查在食管癌诊断中的作用是什么？

病理检查在食管癌诊断中扮演着关键的角色。病理学是通过显微镜对组织和细胞的形态学进行详细分析的学科，而食管癌的确诊主要依赖于对组织标本的病理学检查。

以下是病理检查在食管癌诊断中的主要作用：（1）确诊癌症类型：病理学检查可以确定食管癌的具体类型，如鳞状细胞癌、腺癌等。这对于制订个体化的治疗计划至关重要，因为不同类型的食管癌可能对治疗的反应和预后产生不同的影响。（2）评估癌症的分级：病理学检查可以对肿瘤进行分级，即确定癌细胞的组织学恶性程度。分级的结果有助于了解癌症的生物学特征，指导医生制定更有针对性的治疗策略。（3）提供预后信息：病理学检查的结果可以为患者提供关于癌症预后的信息，有助于医生和患者更好地理解疾病的发展趋势，制订相应的随访和治疗计划。

1.5.2　食管癌按照组织学特点如何分类？

食管癌按照组织学特点主要分为两大类型：鳞状细胞癌和腺癌。这两种类型的癌症在组织学上有着不同的细胞起源和形态特征，对于制订治疗计划和预测预后都具有重要意义。（1）鳞状细胞癌：鳞状细胞癌源自食管内壁的鳞状上皮细胞，这是一种扁平的细胞类型。鳞状细胞癌在食管癌中比较常见，尤其与吸烟和饮酒的习惯相关。这种类型的癌症通常在食管的上半部分发生，具有角化和角化不全等特征。（2）腺癌：腺癌是指起源于食管内腺体组织的癌症。这种类型的癌症在食管癌中相对较少见，但其发病率正在逐渐增加。腺癌通常分布在食管的下半部分，与慢性胃食管反流病（GERD）等疾病有一定关联。腺癌的细胞形态和组织学特点与腺体结构相关。除了这两种主要类型外，还存在一些罕见的食管癌亚型，如未分化癌、恶性黑色素瘤、淋巴瘤、小细胞癌等，它们具有不同的生物学行为和治疗反应。

1.5.3　不同组织学类型的食管癌有哪些不同之处？

不同组织学类型的食管癌在其细胞起源、形态特征以及生物学行为上存在显著的不同之处。这些不同之处对于确定治疗策略、预测预后以及制定随访计划都具有重要的指导意义。在临床实践中，医生会根据患者的组织学类型、分级、分期等多方面因素综合考虑，以个体化的方式制定最合适的治疗方案。因此，对不同组织学类型的食管癌进行深入的了解，对于提高患者的治疗效果和生存率至关重要。

1.5.4　食管癌病理标本的采集注意事项是什么？

（1）取材部位的选择：取材时应尽量覆盖病变区域和邻近正常组织。特别是对于表浅病变，应该确保取得足够的深度以评估肿瘤的浸润深度。此外，对于食管中下段的病变，需要注意取材时的技术细节，以确保充分反映病变的性质。（2）取材的数量：采集足够的标本数量对于准确的病理学诊断至关重要。通常，建议取多个病灶的标本，尤其是对于非均质性的病变，以更全面地了解癌症的异质性。（3）冻结切片检查：在一些情况下，可能需要进行冻结切片检查，以迅速确定组织的性质，指导手术决策。这在一些手术中尤为重要，例如淋巴结清扫术。（4）标本处理与保存：采集的标本应尽早送往病理学实验室，避免标本干燥或受损。病理学实验室应该使用适当的方法固定和处理标本，以确保细胞和组织结构的保持。

1.5.5　食管癌病理学渐变层次如何分型？

病理学病变层次分类如下：病变仅局限于上皮内，未突破基底膜者，被归类为 M1 型（高级别上皮内瘤变/重度异型增生；Tis）。浅表型食管癌细分为黏膜内癌和黏膜下癌。黏膜内癌可分为 M2 型与 M3 型，其中，M2 型表示病变已突破基底膜，侵及黏膜层；而 M3 型指病变已侵犯到黏膜肌层。至于黏膜下癌，其侵犯深度进一步细分为 SM1 型、SM2 型和 SM3 型。具体而言，SM1 型表示病变侵犯黏膜下层的上 1/3；SM2 型表示病变侵犯黏膜下层的中 1/3；而 SM3 型指病变侵犯黏膜下层的下 1/3。在对内镜下切除的食管鳞癌标本进行评估时，以 200 μm 作为判别病变侵犯黏膜下浅层与深层的临界值。

1.5.6　食管癌的病理特征有哪些，如何判断其良性或恶性？

食管癌的病理特征主要通过对组织标本的详细病理学分析来确定。以下是食管癌的一些常见病理特征以及判断其良性或恶性的依据：（1）组织学类型：食管癌主要分为鳞状细胞癌和腺癌两大类型。鳞状细胞癌通常表现为鳞状上皮细胞的恶性增生；而腺癌则源自腺体组织，呈现腺体结构。这种分类是判断癌症类型的首要依据。（2）细胞异型性：恶性肿瘤的细胞通常表现出不规则的大小、形状和核浆比，称为异型性。在食管癌的病理学分析中，病理学家会关注癌细胞的异型性程度，以评估其恶性程度。（3）细胞分化程度：良性肿瘤通常保持相对良好的细胞分化程度，而恶性肿瘤的细胞分化通常较差。在鳞状细胞癌等食管癌中，分化程度的评估对于预测肿瘤的侵袭性和预后有一定的参考价值。（4）浸润深度：判断肿瘤是否穿透了食管壁的深度是判断其良性或恶性的关键因素之一。恶性肿瘤通常表现为深度浸润，并可能侵犯邻近组织结构。（5）核分裂指数：恶性肿瘤的细胞通常表现出较高的核分裂活动，即核分裂指数升高。这也是判断肿瘤恶性的一个指标。（6）淋巴结转移：恶性肿瘤可能通过淋巴道进行转移，因此检查病理标本中的淋巴结是否受到癌症侵犯对于评估其恶性程度至关重要。

1.5.7 病理指标对食管癌预后的影响有哪些?

病理指标在食管癌患者的预后评估中扮演着关键的角色,对于制订治疗计划和预测患者生存率具有重要的指导意义。(1)淋巴结状态:淋巴结转移是食管癌预后评估的重要指标之一。若淋巴结受到癌症侵犯,特别是淋巴结转移数量多、深度广泛,通常预示着较差的预后,因为这表明疾病可能已经扩散到更广泛的部位。(2)浸润深度:癌症在食管壁内的浸润深度是另一个关键的预后指标。较深的浸润通常与更高的分期和较差的生存率相关联。早期发现的浅表性癌症通常有更好的预后。(3)切缘状态:手术切缘状态指手术中是否成功切除了所有癌细胞而未留下任何癌细胞残留。清晰的切缘状态与更好的预后相关,而切缘受到癌症侵犯可能导致术后复发。(4)细胞分化程度:细胞分化程度反映了癌症细胞的成熟程度,较高的分化通常与更好的预后相关。低分化的癌症可能表现出更为侵袭性的生物学行为。(5)肿瘤大小:肿瘤的大小通常与肿瘤的侵袭性相关。较大的肿瘤通常与较差的预后相关,因为它们可能更容易产生深度浸润和淋巴结转移。(6)神经浸润:神经浸润表示癌症是否侵犯了周围神经组织。神经浸润通常与更差的生存率相关,因为它可能增加了局部复发和远处转移的风险。

1.5.8 如何从病理报告中了解淋巴结转移的情况?

(1)淋巴结总体评估:病理报告会指明从手术标本中检查的淋巴结的总体数量和状况。这包括涉及癌症的淋巴结总数,以及其中是否有淋巴结转移。(2)淋巴结转移的数量:报告会指出有多少淋巴结受到了癌症的转移。通常,淋巴结的转移数量与肿瘤的侵袭性程度相关,因此这是一个重要的评估指标。(3)淋巴结转移的位置:报告会详细描述受到癌症转移的淋巴结的具体位置。这对于确定疾病的分期和制订治疗计划至关重要。

1.5.9 如何从病理分析中预测患者的生存期和复发风险?

通过病理分析来预测患者的生存期和复发风险是食管癌管理中的重要一环。以下是病理分析的一些关键因素和方法:(1)淋巴结状况:淋巴结转移是食管癌患者预后评估的主要依据之一。病理分析会详细评估淋巴结的状态,包括是否有转移、转移的数量、深度和位置。深度和广泛的淋巴结转移通常与较差的生存率和更高的复发风险相关。(2)浸润深度:肿瘤在食管壁内的浸润深度是另一个重要的预测指标。较深的浸润通常与较差的预后相关,因为这可能表示肿瘤更容易扩散到周围组织。(3)切缘状态:手术切缘状态反映了手术时是否成功切除了所有的癌细胞。清晰的切缘状态通常与更好的预后相关，而切缘受到癌症侵犯可能导致术后复发。（4）细胞分化程度：细胞分化程度表明癌细胞的成熟程度，较高的分化通常与较好的生存率相关。低分化的癌症可能表现出更为侵袭性的生物学行为。（5）分子标志物：近年来，分子标志物的研究已经成为预测食管癌患者预后的热点。特定的分子标志物，如 p53、EGFR、HER-2 等，可以提供额外的信息，有助于更准确地评估患者的生存期和复发风险。

1.5.10　如何根据病理特征制定食管癌的治疗方案？

制定食管癌的治疗方案时，医生通常根据病理特征进行个体化评估，以确保最有效的治疗策略。以下是一些基于病理特征的治疗决策考虑因素：（1）淋巴结状况：若病理分析显示淋巴结转移，特别是数量较多或深度较深的转移，可能需要更积极的治疗方案，如放疗和（或）化疗，以减少复发风险。（2）浸润深度：肿瘤在食管壁内的浸润深度影响治疗选择。早期浸润的食管癌可能适合手术切除，而对于深度浸润的病例，可能需要辅助放疗或化疗。（3）切缘状态：若手术切缘清晰，通常意味着手术切除是相对完整的，而切缘受到癌症侵犯可能需要额外的治疗，以减少残留癌细胞的风险。（4）细胞分化程度：细胞分化程度的高低与治疗敏感性相关。较高分化的食管癌可能对放疗和化疗更为敏感，而低分化的病例可能需要更强有力的治疗。（5）分子标志物：特定的分子标志物可以提供更多信息，影响药物选择。

1.6

食管癌的治疗

1.6.1　如何根据肿瘤类型和分期选择最合适的治疗方式？

根据食管癌的肿瘤类型和分期，选择最合适的治疗方式是个体化且基于综合评估的重要步骤。首先，了解食管癌的组织学类型对治疗选择至关重要。不同类型的食管癌可能对治疗有不同的反应，因此肿瘤组织学的确切鉴别有助于医生制定更有针对性的治疗方案。例如，腺癌和鳞癌可能需要不同的治疗策略。其次，分期评估是个体治疗决策的另一个关键因素。分期涉及癌症在身体内的扩散程度，通常分为Ⅰ、Ⅱ、Ⅲ、Ⅳ期。早期食管癌可能通过手术切除来治疗，而晚期患者可能需要综合治疗，包括手术、放疗和化疗的组合，以最大限度地减少肿瘤患者的负担和提高治疗效果。对于一些特定的患者，尤其是那些不适合手术或需要缓解症状的患者，放射治疗和化疗可能成为主要的治疗选择。对于局部晚期或手术不可行的患者，放疗和化疗往往被用于缓解症状和提高生存质量。在晚期食管癌患者中，免疫治疗和靶向治疗也是可选择的治疗选项。

1.6.2 个体化治疗在食管癌治疗中的意义是什么？

个体化治疗在食管癌治疗中具有重要的意义。食管癌是一种高度异质性的癌症，不同患者的肿瘤在生物学和分子水平上存在显著差异，因此单一的治疗方案并不适用于所有患者。个体化治疗的核心理念是根据每位患者的独特特征，为其量身定制最有效的治疗策略，以最大限度地提高治疗反应并减少不必要的毒副作用。通过分析患者的肿瘤组织学类型、分子生物标志物、基因突变等分子水平信息，医生能够更准确地了解肿瘤的生物学行为，从而选择最合适的靶向治疗或免疫治疗。例如，某些患者可能对靶向特定癌细胞信号通路的药物有更好的反应；而对于另一部分患者，则可能更适合接受免疫疗法，利用患者自身免疫系统来攻击癌细胞。此外，个体化治疗还可以考虑患者的整体健康状况、个人疾病史和对治疗的耐受性，以确保治疗方案的安全性和可行性。

1.6.3 食管癌手术的目的和适应证是什么？

食管癌手术的目的是通过切除或修复受影响的组织，以治疗、缓解症状，并在可能的情况下实现患者的长期存活。手术在食管癌治疗中的角色主要取决于肿瘤的位置、大小、深度以及是否存在淋巴结转移等因素。适应证通常包括以下情况：（1）早期食管癌：对于局限于食管内层的早期肿瘤，手术是常见的治疗选择。早期手术的目标是切除癌变组织，通常可以通过内窥镜手术（内镜下黏膜切除术）或传统的外科手术来实现。（2）局限性中晚期食管癌：对于一些中晚期食管癌，尤其是当肿瘤局限于食管而未扩散到周围结构或远处器官时，手术可能是治疗的一部分。这涉及切除肿瘤组织，有时可能需要移除部分食管或周围淋巴结。（3）缓解症状：在一些情况下，手术可能被用于缓解食管癌患者的症状，如吞咽困难或胸部不适。这可能包括安装支架、扩张狭窄的食管段或进行其他形式的手术干预。（4）辅助治疗：手术也可能在放疗和（或）化疗等其他治疗模式后进行，以进一步清除残留的癌细胞，提高治疗效果。

1.6.4 食管癌手术的不同方法和技术有哪些？

食管癌的外科治疗是其主要根治手段之一。我国在过去 30 年中，以左胸入路进行的外科治疗后的 5 年生存率一直维持在 30%～40%。近年来，我国在食管癌规范治疗和胸、腹腔镜微创手术的推广应用方面取得了显著进展，右胸入路的应用逐渐增加。经右胸入路由于没有主动脉弓的遮挡，因此淋巴结清扫相对更为彻底。大多数医院采用选择性的颈部淋巴结清扫。与左胸入路相比，通过右胸入路进行完全的胸、腹二野或颈、胸、腹三野淋巴结清扫可以降低术后颈部和胸部淋巴结的转移复发率，显著提高生存率。此外，对于局部进展期食管癌，单纯的外科治疗模式已经被以手术为主的多学科综合治疗模式所取代，包括术前新辅助与术后辅助治疗，涉及化疗、放化疗和免疫治疗等。

1.6.5 食管癌手术前的准备步骤有哪些?

食管癌手术前的准备步骤是一个综合性的过程，以确保患者在手术中和术后能够达到最佳的治疗效果和康复状况。首先，医疗团队会进行详细的临床评估，包括身体检查、实验室检查、影像学检查（如 CT 扫描、MRI、内窥镜检查）等，以确定肿瘤的大小、位置、扩散程度以及患者的整体健康状况。在手术前的准备中，以下是一些常见的步骤：（1）综合评估：医疗团队将对患者的整体健康状况进行评估，包括评估心脏、肺部、肾功能等方面，以确保患者能够承受手术的应激。（2）营养评估和支持：由于食管癌可能影响患者的饮食和吞咽功能，因此营养评估变得至关重要。患者可能会接受营养支持，包括口服补充、静脉营养等，以提高手术前的营养状况。（3）预防性抗生素：手术前，医生可能会为患者提供预防性抗生素，以降低手术后感染的风险。（4）术前放疗或化疗：对于一些中晚期的食管癌，术前新辅助放疗或化疗可能会被用来缩小肿瘤的体积，提高手术的成功率。

1.6.6 什么是食管癌的新辅助治疗和辅助治疗?

食管癌的新辅助治疗和辅助治疗是在手术、放疗或化疗之前或之后，通过其他治疗手段来提高治疗效果、减小肿瘤体积、改善手术条件或降低复发风险的治疗策略。新辅助治疗通常在手术前进行，而辅助治疗则在手术后或放疗后进行。（1）新辅助治疗：主要包括新辅助化疗和新辅助放疗。新辅助化疗旨在手术前通过药物来缩小肿瘤的体积，使手术更容易实施。这对于那些肿瘤较大、侵犯淋巴结的患者尤为重要。新辅助放疗则是通过提前进行放疗，以达到同样的目的。这些治疗的选择取决于患者的具体情况，包括肿瘤的大小、位置和扩散程度。（2）辅助治疗：一般包括辅助化疗和辅助放疗。辅助治疗在手术或放疗后进行，旨在清除患者体内可能残留的癌细胞，降低复发风险。辅助化疗通常选择对全身有影响的药物，而辅助放疗则聚焦于潜在的局部残留病灶。

1.6.7　什么样的患者可以接受新辅助化疗?

新辅助化疗的目的在于降低肿瘤的体积,消除全身微小转移灶,并监测肿瘤对该化疗方案的反应,以指导术后的化疗方案。对于患有食管鳞状细胞癌的局部晚期患者,尤其是颈、胸段食管癌的 cTis~2 N1~3 M0 或 cT3~4a N 任何 M0 期,考虑进行新辅助化疗,以提高手术切除的可行性。对于局部晚期可手术切除的食管下段及食管胃交界部腺癌,建议进行围手术期化疗或新辅助化疗,适用于 cTis~2 N1~3 M0 或 cT3~4aN 任何 M0 期,或存在可疑 cT4b 期的食管胃交界部腺癌。这样的处理策略有助于提高手术切除的成功率,并在治疗过程中综合考虑了肿瘤的生物学行为和患者的整体状况。

1.6.8　放疗在食管癌治疗中的应用方式是什么?

(1) 术前放疗:对于一些局部较大或者手术难度较大的食管癌病例,医生可能会选择在手术前进行放疗,以缩小肿瘤的体积,提高手术的成功率。这种策略有助于减轻手术难度,提高患者的手术耐受性。(2) 术后放疗:手术后,为了清除残余的微小癌细胞,防止癌症的复发,医生可能会建议患者接受术后放疗。这有助于提高治疗的全面性,减少复发的风险。(3) 局部进展或不可手术的情况:对于一些局部晚期或不适合手术的患者,放疗可以作为主要的治疗手段,以控制肿瘤的生长和减轻症状,如吞咽困难和疼痛。(4) 姑息性放疗:对于晚期食管癌患者,放疗也可以用于缓解症状,提高生活质量,这被称为姑息性放疗。

1.6.9　食管癌放疗的副作用和注意事项有哪些?

(1) 食管炎症:放疗可能导致食管黏膜的炎症,引起吞咽困难、疼痛和食欲减退等症状。这需要患者在治疗期间特别注意饮食的选择和咀嚼的方式,以减轻不适感。(2) 吞咽困难:由于放疗可能影响食管的正常功能,患者可能在治疗后经历吞咽困难。医生会建议患者采取软食或液体饮食,避免食用过硬或辛辣的食物,以减轻不适。(3) 恶心和呕吐:放疗对胃肠道黏膜有一定的刺激作用,可能引起恶心和呕吐。医生会根据患者的具体情况预防或缓解这些症状,有时可能会采用抗恶心药物。(4) 疲劳:放疗可能导致患者感到疲劳,因此在治疗期间需要充足的休息和适度的身体活动,以维持体力和精神状态。(5) 皮肤反应:如果放疗涉及颈部或胸部,患者可能经历与皮肤相关的不适,如红肿、脱屑或变色。保持皮肤的清洁、避免暴露在阳光下、使用温和的护肤品有助于缓解这些症状。

1.6.10　食管癌的药物治疗包括哪些？

药物治疗在食管癌领域发挥重要作用，主要应用于多个方面。

首先，针对局部晚期患者，药物治疗涵盖了新辅助治疗和辅助治疗，旨在提高手术切除的可行性和治疗效果。这包括在手术前采用药物进行治疗，以缩小肿瘤规模或减轻病变程度，为手术创造更有利的条件，同时术后继续药物治疗以巩固治疗效果。

其次，对于晚期患者，药物治疗包括化疗、分子靶向治疗和免疫治疗等多个方面。化疗通过使用药物抑制癌细胞的生长和分裂，是一种常规的治疗手段。分子靶向治疗则以精准干预癌细胞特定分子靶点为主，有助于更有针对性地抑制肿瘤发展。免疫治疗则通过激发患者自身免疫系统来打击癌细胞，具有创新性和前瞻性。

综合而言，药物治疗在食管癌管理中发挥着关键作用，通过多种手段针对不同阶段和类型的患者，为提高治疗效果和延长生存期提供了多层次的选择。

1.6.11　化疗是什么？

化疗是一种治疗手段，其原理在于利用化学药物来消灭肿瘤细胞。肿瘤细胞以不断分裂的方式无限增殖，而化疗药物则通过直接杀死这些癌细胞或抑制它们的分裂来发挥作用。然而，需要注意的是，化疗药物并不能有效区分肿瘤细胞和正常细胞，因此在杀伤肿瘤细胞的同时也可能对正常细胞产生影响，导致一系列副作用的发生，如恶心、呕吐、脱发、血细胞下降以及心肝肾毒性等。这些副作用可能会对患者的生活质量造成负面影响。尽管化疗是一种有效的治疗方式，但在选择时需要谨慎考虑其对正常细胞的影响，以及如何最大限度地减轻患者的不适感。因此，医生在制定化疗方案时通常会综合考虑患者的整体健康状况，以及治疗的风险和益处。

1.6.12　化疗的优势有哪些？

（1）化疗具有广泛的适应证，是一种全身性治疗手段。不论是采用口服、静脉还是体腔给药途径，化疗药物都会通过血液循环迅速分布到全身的大部分器官和组织。其疗效不仅局限于治疗部位的肿瘤，还对于潜在的转移病灶（即癌细胞已经实际发生转移，但由于目前技术手段的限制在临床上尚未被发现和检测到）以及已经发生转移的病灶都具有显著疗效。因此，对于一些具有全身播散趋势的肿瘤以及已经发生转移的肿瘤，化疗常被视为主要的治疗手段。（2）化疗表现出较快的治疗效果，尤其是对化疗敏感的肿瘤患者而言，在需要迅速减轻肿瘤负担、缓解症状的紧急情况下，通过进行解救化疗能够快速控制病灶，改善患者症状。

1.6.13　化疗在食管癌治疗中的作用是什么？

化疗利用药物来抑制或杀死癌细胞，从而减缓肿瘤的生长和扩散，以达到控制疾病的目的。对于食管癌患者，化疗的主要目标可能包括以下几个方面：（1）术前化疗：在手术前，化疗可以用来缩小肿瘤的体积，降低手术难度，提高手术的成功率。这种治疗策略被称为新辅助化疗，旨在使手术更为切实可行。（2）术后辅助化疗：即使患者接受了手术切除肿瘤，术后仍然可能存在残留的微小癌细胞。术后辅助化疗有助于清除这些残留细胞，减少复发的风险。（3）局部晚期或不可手术的情况：对于一些局部晚期的食管癌或那些因为其他原因不适合手术的患者，化疗可以作为主要的治疗手段，通过直接杀伤癌细胞来控制疾病的进展。（4）减轻症状和提高生活质量：对于晚期食管癌患者，化疗也可以用来减轻癌症相关的症状，如疼痛和吞咽困难，以提高患者的生活质量。

1.6.14　食管癌晚期一线的化学治疗方案有哪些？

当前，晚期食管癌的一线治疗标准为免疫检查点抑制剂与化疗的联合应用。对于晚期食管癌和食管胃交界部癌（鳞癌和腺癌），首选一线治疗方案为顺铂＋氟尿嘧啶化疗，同时结合帕博利珠单抗；对于晚期食管-胃交界部腺癌，推荐一线治疗方案为奥沙利铂＋氟尿嘧啶，联合纳武利尤单抗；对于晚期食管鳞癌，一线治疗建议紫杉醇＋顺铂化疗，同时联合卡瑞利珠单抗。针对那些不适宜接受免疫检查点抑制剂治疗的患者，可以考虑采用单纯化疗。晚期食管鳞癌的常见化疗方案包括顺铂与氟尿嘧啶的联合应用、紫杉醇与铂类药物的组合等。而对于晚期食管-胃交界部腺癌，常规的一线化疗方案包括顺铂或奥沙利铂与氟尿嘧啶类药物的联合使用；对于身体状况较好的患者，也可以考虑采用紫杉类药物与铂类药物、氟尿嘧啶类药物的三药联合方案。对于 HER-2 阳性的晚期食管-胃交界部腺癌患者，推荐一线治疗方案为顺铂＋氟尿嘧啶类药物，联合曲妥珠单抗。

1.6.15　食管癌化疗中常见的并发症有哪些？

食管癌化疗作为一种常见的治疗方法，尽管在对抗癌细胞的过程中取得了一定的疗效，但也可能伴随一些常见的并发症。这些并发症的出现往往取决于化疗药物的种类、剂量以及个体患者的生理状况。（1）最常见的化疗并发症之一是恶心和呕吐。化疗药物刺激胃肠道黏膜，导致患者感到恶心，并可能引发呕吐。这对患者的生活质量和营养摄入造成一定的影响。（2）化疗还可能引起造血系统的不良影响，导致白细胞、红细胞和血小板的减少，增加感染、贫血和出血的风险。这需要密切监测患者的血常规，必要时进行支持性治疗。（3）化疗还可能对消化道黏膜产生损害，引起口腔溃疡、食道炎症等症状。患者在接受化疗期间可能会出现食欲不振、口干等问题，需要针对性的支持性治疗，包括口腔护理和饮食调理。

1.6.16　如何防治食管癌化疗后的骨髓抑制？

在进行化疗后，建议患者每周进行 1～2 次血常规检查。具体的复查时间间隔可根据采用的化疗方案和患者血常规变化的特点进行调整。如果出现 3、4 度的白细胞或中性粒细胞降低，应暂停药物治疗，并采用粒细胞集落刺激因子、粒细胞巨噬细胞集落刺激因子等治疗对症处理。根据具体情况，可以对下一周期的化疗考虑延迟或减量。当血小板数量低于 50×10^9/L 时，建议使用白介素 11 或重组人血小板生成素等药物治疗，并酌情使用止血药物。根据患者的血常规结果和化疗方案的特点，也可以考虑预防性地使用上述提到的提升白细胞及升高血小板的药物。

1.6.17　如何防治食管癌化疗后的消化道反应？

胃肠道反应方面，化疗引起的恶心呕吐可能在化疗后数小时或数天内发生。针对这种情况，可以单独或联合使用 5-羟色胺 3 受体拮抗剂类、糖皮质激素以及神经激肽-1 受体拮抗剂等药物进行治疗。甲氧氯普胺与苯海拉明的联合使用不仅可以增强镇吐效果，还能够控制锥体外系反应。在处理严重呕吐时，需要注意及时对症治疗，以纠正可能导致水电解质紊乱的情况。

1.6.18　如何防治食管癌化疗后的食欲下降？

食欲下降问题尤其突出于手术后患者，手术对消化系统的改变可能导致异常情况，因此，在进行化疗时更应该特别关注营养支持的问题。为了缓解这一问题，可以采取口服营养制剂以及一些增进食欲的药物，例如甲地孕酮等。此外，还可以考虑通过放置胃或空肠营养管，并通过这些管道提供必要的营养支持。在必要的情况下，也可以考虑采用静脉途径进行营养支持。综合而言，充分的营养支持对于化疗患者的康复至关重要，特别是对于那些术后患者，需采取多种手段确保其获得足够的营养，促进身体康复。

1.6.19　如何防治食管癌化疗后的肝肾功能损害？

在进行化疗之前，医生在制订治疗计划时务必详细了解患者的肝肾病史，以便更好地评估患者的整体健康状况。为了及时发现潜在的问题，建议在每个化疗周期开始前进行一次全面的肝肾功能检查，特别是关注肝功能的变化。如果在治疗过程中发现肝功能受损，医生应立即进行全面的肝功能评估，并酌情采用相应的保肝药物治疗，以维持患者的肝功能稳定。对于存在肾功能不全的患者，应慎用具有肾毒性的药物，并在使用肾毒性药物时特别注意足够的水化，以减轻药物对肾脏的不良影响。此外，医生还需谨慎考虑不同药物之间的相互作用，确保患者在接受治疗的同时不会因为药物之间的冲突而引发更多的健康问题。通过定期的肝肾功能监测和全面的评估，可以更好地确保患者在化疗过程中保持良好的身体状况，提高治疗的安全性和有效性。

1.6.20　如何防治食管癌化疗后的神经毒性？

在应用奥沙利铂等药物之前，医生需要提前告知患者，要避免接触寒冷的物品，同时要在治疗期间给予患者相应的营养神经药物，以减轻可能产生的神经毒性。当患者出现严重的神经毒性反应时，医生应该及时采取措施，包括停止使用相关药物，以避免对患者造成更严重的不适。在整个治疗过程中，医护团队需要密切关注患者的神经症状，及时进行干预，以确保患者在接受治疗的同时能够维持良好的生活质量。

1.6.21　食管癌患者化疗期间的饮食注意事项有哪些？

（1）为了保护食管黏膜，减少溃疡型食管癌患者食管瘘和出血的风险，建议选择进食温凉、柔软的食物，避免摄入过于辛辣和坚硬的食物。通过这样的饮食选择，不仅可以有效降低食管黏膜的进一步损伤，还能提供较为温和的食物刺激。（2）在饮食方面，应避免摄入潜在致癌的食物。亚硝酸盐富集于腌制食物中，而发霉的米、面、花生等可能含有致癌的黄曲霉素。此外，熏烤的鱼、肉、香肠等食物中可能富含致癌的烟焦油，而腐烂的蔬菜和水果也可能含有致癌物质。建议戒烟戒酒，以降低致癌物质的摄入。（3）当出现哽噎感时，切忌强行吞咽，以免刺激癌组织引发出血、扩散、转移和疼痛。这样的处理方式有助于维护食管区域的相对平稳状态。（4）面对严重的哽噎症状，建议选择进食流质或半流质食物，且食物温度宜保持微温。冷流质及辛辣刺激食物可能导致食管狭窄的部位发生痉挛，引发恶心呕吐、疼痛和胀麻感等不适。（5）在接受化疗期间，鼓励多饮水，每天至少摄入 1 500～2 000 mL。这样有助于加速化疗药物的代谢，减少对肾功能和整体身体的刺激。为了更好地维持生理平衡，还建议保持 24 小时尿量在 2 500～3 500 mL 之间。通过这样的水分摄入，有助于减轻化疗对身体的不适影响。

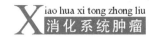

1.6.22 食管癌患者化疗用药的特殊注意事项有哪些？

（1）5-氟尿嘧啶：为了预防口腔黏膜炎的发生，建议患者在使用5-氟尿嘧啶期间保持口腔清洁，勤于漱口。这一简单而有效的措施有助于减少药物对口腔黏膜的刺激，提高患者的口腔健康水平。（2）铂类：在接受铂类药物治疗时，患者需密切关注自身耳鸣、头晕、听力下降等情况。为了维持良好的生理状态，建议患者保持充足的水分摄入，每天至少饮用2 000 mL以上的水。此外，还应当进行24小时尿量的观察，确保排尿正常，以及对水分代谢的良好调节。（3）伊立替康：在伊立替康治疗过程中，可能发生迟发性腹泻。为了应对这一不良反应，患者需按照医嘱合理用药，并在发现相关症状时及时口服易蒙停等相关药物来缓解腹泻症状，提高患者的生活质量。（4）卡培他滨：在使用卡培他滨期间，患者应当密切关注是否出现手足综合征等不良反应。为了减轻相关症状，建议尽量减少手足的摩擦，选择柔软、松紧适宜的鞋袜，避免接触刺激性制剂如肥皂、洗洁精等。保持手足皮肤湿润也是重要的护理措施，有助于减缓药物对皮肤的影响。通过这些细致入微的措施，可以提高患者的舒适度，确保药物治疗的有效性。

1.6.23 靶向治疗是什么？

靶向治疗是一种有针对性的治疗手段，专注于影响导致细胞癌变的关键环节，包括细胞信号传导通道、特定蛋白质分子和肿瘤血管形成等。这种治疗方法的设计旨在针对肿瘤发展的具体机制，使得治疗药物在进入体内后能够特异性地阻断上述环节，导致肿瘤细胞经历特异性死亡，同时对正常细胞的影响较小。通俗地说，靶向治疗就是利用恰当的抗癌药物精准地瞄准癌细胞上的分子靶点，实施一种"精准打击"的策略，以最大限度地减少对正常细胞的干扰。

1.6.24 哪些食管癌患者适合接受靶向治疗？

靶向治疗是一种针对癌症特定分子靶点的治疗方法，相较于传统的放疗和化疗，它更为精准并减少对正常细胞的伤害。在食管癌患者中，适合接受靶向治疗的病例主要取决于肿瘤的分子生物学特征和表达的靶点。

1.6.25 有哪些靶向药物在食管癌中得到运用？

目前，食管癌靶向治疗药物主要分为两类：第一类是抗HER-2的靶向治疗药，如曲妥珠单抗、恩美曲妥珠单抗；第二类是抗血管生成的靶向治疗药物，如雷莫西尤单抗、安罗替尼、阿帕替尼。

1.6.26　曲妥珠单抗不良反应及处理方式有哪些？

（1）心脏毒性：主要表现为心律失常、胸痛及充血性心力衰竭等症状，在使用前，应评估患者心功能状况，了解患者有无心脏疾病及全身状况。若出现典型的心功能不全时应停止治疗，报告医生，进行急救处理。（2）骨髓抑制：主要包括白细胞减少、中性粒细胞减少、红细胞减少和血小板减少等。（3）输液反应：首次输注曲妥珠单抗时，约有 40％的患者会出现不同程度的输注反应。包括发热、寒战、皮疹等。医生会在用药前给予抗过敏药物，如果出现过敏反应，可能需要减缓输注速度或者停药。（4）胃肠道反应：可表现为食欲下降、恶心、呕吐、腹痛、腹泻、便秘、胃炎等，其中以食欲下降和腹泻最为常见，且症状均相对较轻。可进食清淡、易消化、少渣低纤维饮食。

1.6.27　抗血管生成靶向药物不良反应有哪些？

该药物的常见不良反应涵盖了多个系统，包括消化系统、神经系统、血液系统等。常见的不良反应包括但不限于腹泻、恶心、疲劳、手足综合征、厌食症、口腔炎、血小板减少、皮疹和中性粒细胞减少等。这些反应多表现为轻度至中度的不适，通常可以通过调整治疗方案或提供支持性治疗来缓解。需要特别关注的是，该药物可能引发的最严重的不良反应主要体现在心血管方面，包括高血压、血栓栓塞、心力衰竭和 QT 间期延长等严重症状。这些心血管反应可能对患者的整体健康产生较大的影响，因此在使用该药物时，医生需要密切监测患者的心血管状况，定期进行相关检查，并在必要时采取措施，如调整剂量或选择其他治疗方案。

1.6.28　如何处理抗血管生成靶向药物导致的血压升高？

抗血管生成药是一种能抑制血管 VEGF 因子的靶向药，同时减少一氧化氮的产生，引起血管收缩。血管的收缩会间接造成血压升高，再加上微血管结构变化、内皮素-1 分泌增多等原因，使抗血管生成靶向药导致的高血压较为常见。

一般而言，使用抗血管生成药可能引发轻度或中度的血压升高。尽管通过常规降压药物能够有效控制这种情况，然而早期干预治疗不仅可以降低抗血管生成药因高血压而中断使用的风险，还有助于提升治疗的整体效果。为了监测患者是否出现高血压，建议在使用抗血管生成药的第一个周期中，每周进行一次血压测量；在后续的治疗过程中，至少每2～3周测量一次血压。与此同时，在服药期间，患者若出现头痛、头晕、心悸、胸闷、乏力等症状时，应敏感警觉是否发生了高血压。对于收缩压在140～159 mmHg 和/或舒张压在90～99 mmHg 的患者，或者患者出现反复或持续性（≥24小时）舒张压升高＞20 mmHg，或者血压超过140/90 mmHg 的情况，需要考虑给予患者降压药物进行单药治疗。然而，若患者在降压药物治疗后仍未能有效控制或发生高血压急症时，应考虑停药或减量。当患者的收缩压达到或超过160 mmHg，或者舒张压超过100 mmHg 时，应立即暂停用药并及时就医专科进行治疗。这样的个性化监测和调整将有助于确保患者在治疗中达到最佳的血压控制和整体疗效。

1.6.29　如何处理抗血管生成靶向药物导致的出血？

安罗替尼最典型的出血事件主要表现为咯血。此外，常见的不良反应还包括大便潜血、消化道出血、鼻出血、支气管出血、牙龈出血和血尿等。在服用安罗替尼期间，建议密切监测患者的凝血酶原时间和国际标准化比值。阿帕替尼的出血症状包括消化道出血、咯血、大便潜血、尿潜血、皮肤出血点以及肝转移灶破裂引起的大出血等。对于服用阿帕替尼的患者，一旦出现3/4级的重度出血，建议立即暂停用药。在停药期间，密切监测患者的病情和不良反应。如果在恢复用药后不良反应仍然持续存在，医生可能会建议停药或调整治疗方案。这种个性化的处理策略有助于在最大程度上保障患者安全的前提下进行有效的治疗。

1.6.30　如何处理抗血管生成靶向药物导致的蛋白尿？

要明确是否存在尿蛋白，治疗期间患者需要进行定期的尿常规检测。当尿蛋白一项显示为"＋＋"时，建议患者进行24小时尿蛋白的定量检查，以了解患者在整个24小时中尿蛋白的具体含量。如果24小时尿蛋白量超过2 g，建议患者在医生的建议下暂停靶向治疗，可以参考相关说明书的执行指南。治疗暂停期间，医生会密切监测患者的尿蛋白情况，直到24小时尿蛋白降至2 g 以下。然而，一旦患者出现肾病综合征，即24小时尿蛋白超过3.5 g，就需要永久停用靶向药物。此外，对于24小时尿蛋白超过1 g 的患者，强烈建议将血压控制在125/75 mmHg 以下，以维持良好的治疗效果。

1.6.31　如何处理抗血管生成靶向药物导致的手足综合征？

手足综合征的早期症状包括手掌或足底的麻木或感觉异常，随后逐渐加重。此阶段伴随双侧出现的疼痛性肿胀，红斑呈现边界清晰的特征，进一步发展可能导致水泡、脱皮、溃疡或继发性感染。手足综合征的2级表现为疼痛性皮肤改变，包括剥落、水泡、出血、皲裂、水肿以及过度角化等。当手足综合征升至 3 级时，皮肤改变变得严重，且影响了日常生活自理能力，包括进食、穿脱衣物、洗漱和服药等活动。因此，在使用抗血管生成药治疗的过程中，可以采取预防性措施，如维生素 B6 和 COX-2 抑制剂的使用。此外，应尽量减少对手足皮肤的刺激，避免穿戴不合适的鞋和手套，限制过度运动，避免接触过热或过冷的物品。一般建议，如果经过治疗后 2 级手足综合征持续存在且未在 7～10 天内缓解，或者出现了 3 级手足综合征，应中断抗血管生成药的治疗。这样的个体化管理有助于最大限度地减轻患者的不适和提高治疗效果。

1.6.32 免疫治疗在食管癌治疗中的原理是什么？

人体免疫细胞中含有丰富的 PD-1 蛋白。当细胞表面存在相应的配体 PD-L1 蛋白时，免疫系统被误导认为这是正常细胞，从而不对其进行攻击。一些癌细胞也能表达 PD-L1 蛋白，通过这种方式欺骗免疫系统，使其无法有效辨识这些癌细胞。这就好比将人体免疫系统比喻成"人脸识别系统"，在正常情况下，该系统能够准确识别"好人"（正常细胞）和"坏人"（癌细胞、细菌、病毒等），并进行相应的清除工作。然而，癌细胞非常狡猾，它们会逐渐进化，伪装自身，使"人脸识别系统"无法辨别"坏人"，从而逃避免疫系统的攻击。免疫治疗采用 PD-1 或 PD-L1 抑制剂，打破了癌细胞的伪装，重新激活了免疫系统，使其能够准确辨认并摧毁癌细胞。这就是免疫治疗的基本原理。相较于传统治疗方法，免疫治疗具有副作用小、疗效持久的优势。肿瘤免疫治疗的方法种类繁多，其中免疫检查点抑制剂（PD-1/PD-L1）在多种恶性肿瘤的治疗中已获得良好的疗效，并广泛应用于临床。

1.6.33 食管癌中常用的免疫检查点抑制剂有哪些？

食管癌治疗目前已进入了一个新时代，免疫治疗药物越来越多地被用来补充甚至取代经典的细胞毒性药物。目前常用的免疫检查点抑制剂有帕博利珠单抗、纳武利尤单抗、卡瑞丽珠单抗、替雷利珠单抗、特瑞普利单抗、信迪利单抗。

1.6.34 免疫检查点抑制剂的不良反应有哪些？

免疫检查点抑制剂是一类用于癌症治疗的药物，主要作用是抑制肿瘤细胞逃避免疫系统攻击的机制。然而，它们也可能引发一系列不良反应，因为它们影响了免疫系统的平衡。以下是免疫检查点抑制剂可能引起的一些常见不良反应：（1）免疫相关的皮肤反应：包括皮疹、瘙痒、干燥、色素沉着、荨麻疹等。严重的皮肤反应可能包括皮肤溃疡或水泡。（2）胃肠道反应：可能导致腹泻、胃肠炎、胃肠道出血等。（3）肝功能异常：包括升高的肝酶水平、肝炎等。（4）内分泌系统反应：可能引起甲状腺功能异常、垂体功能异常等。（5）肺部反应：包括肺炎、呼吸急促等。（6）免疫相关的神经系统反应：可能导致神经炎、神经病变、头痛等。（7）肾功能异常：包括肌酐水平的升高。（8）心血管反应：包括高血压、心肌炎等。（9）血液系统反应：包括贫血、白细胞减少、血小板减少等。（10）肌肉骨骼系统反应：包括肌肉疼痛、关节炎等。不同的免疫检查点抑制剂可能具有不同的不良反应谱。治疗过程中，患者和医生需要密切合作，及时报告任何新出现的症状，以便进行适当的管理和调整治疗计划。个体差异以及免疫治疗的新颖性是需要考虑的因素，因此治疗应在专业医生的监督下进行。

1.6.35 免疫检查点抑制剂产生不良反应的原因有哪些？

免疫检查点抑制剂引发不良反应的原因涉及复杂的免疫调节网络。这些药物的工作机制导致免疫系统过度激活，攻击肿瘤细胞的同时可能误伤正常组织。以下是一些可能的原因：（1）自身免疫攻击：免疫检查点抑制剂解除了免疫系统对肿瘤细胞的抑制，但有时会导致免疫系统攻击正常组织。这可能是因为失控的 T 细胞攻击了正常细胞，引发自身免疫性疾病。（2）过度炎症反应：免疫检查点抑制剂可能导致机体过度产生炎症性细胞因子，引发过度的炎症反应。这种炎症可能影响多个器官和组织，导致不同程度的不良反应。（3）免疫细胞活化：免疫检查点抑制剂激活 T 细胞等免疫细胞，使它们更容易攻击肿瘤细胞。然而，这也可能导致这些免疫细胞误伤正常组织。（4）免疫系统失衡：这些药物可能破坏正常的免疫系统平衡，导致免疫系统对抗正常细胞。（5）患有原先存在的自身免疫性疾病的患者可能更容易在使用免疫检查点抑制剂时出现不良反应。

1.6.36 如何处理免疫检查点抑制剂导致的不良反应？

免疫检查点抑制剂引发的免疫相关不良反应需要特别关注，尤其是对于那些有自身免疫性疾病病史的患者，治疗决策必须慎重考虑。在免疫检查点抑制剂单药或联合治疗的患者中，密切地监测是必不可少的。建议所有接受此类药物治疗的患者在治疗过程中进行定期的血常规、肝肾功能、心肌酶谱和甲状腺功能的监测。如果患者出现了非特异性的症状，如疲劳，应考虑检测促肾上腺皮质激素和皮质醇。在出现呼吸急促、咳痰、发热、胸痛、咯血等症状时，建议进行胸部影像学检查以排除潜在问题。一旦诊断出免疫相关不良反应，应根据病情考虑暂停或永久停用免疫检查点抑制剂，并对不良反应进行及时治疗。对于严重的不良反应，如免疫相关性肺炎、心肌炎等，可能会迅速演变为致命病态，因此需要特别警惕。在这些情况下，迅速、积极地采用糖皮质激素等免疫抑制治疗是必要的。医疗团队应密切协作，根据患者的个体差异和治疗反应灵活调整治疗计划，以确保患者的整体健康和治疗效果。

1.6.37　食管癌治疗中的多学科团队是什么？

在食管癌治疗中，多学科团队是由不同医学专业领域的专家组成的集体以提供全面而协同的医疗服务。这个团队通常包括肿瘤学家、外科医生、放射肿瘤学家、化疗专家、放射科医生、病理学家、影像学专家、护理人员和康复专家等。多学科团队的协作是为了确保患者能够得到全面、有效的治疗。这个团队会在诊断、治疗计划的制定、手术决策、化疗和放疗方案的制定等方面密切合作。通过定期的多学科会诊，团队成员可以共享各自领域的专业知识，共同为患者制定最合适的治疗方案。这种协作模式能够更全面地考虑患者的个体差异，综合不同专业领域的意见，确保治疗方案的科学性和可行性。

1.7

食管癌术后的康复管理

1.7.1　为什么康复管理在食管癌患者中如此重要？

康复管理在食管癌患者中至关重要，因为这种癌症的治疗过程可能涉及复杂而侵袭性的治疗手段，包括手术、放疗和化疗。这些治疗手段不仅可能直接影响患者的身体功能，还可能对患者的心理和生活质量产生深远的影响。康复管理旨在综合性地支持患者在治疗后的康复过程，包括以下几个方面：首先，手术可能导致食管功能的改变，影响患者的进食能力。一些患者可能需要进行食道重建手术，而这对于适应新的生理结构和重新建立正常的吞咽功能至关重要，康复管理可以提供专业的食物咨询和康复治疗，帮助患者逐步适应新的饮食需求。其次，放疗和化疗可能引起一系列的不良反应，包括疲劳、恶心、体重下降等，康复管理可以通过生理和心理的支持，帮助患者更好地应对治疗的副作用，维持体力，并提高生活质量。再次，食管癌治疗可能对患者的心理状态产生负面影响，包括焦虑、抑郁和社交障碍，康复管理中的心理支持和心理治疗可以帮助患者处理情绪困扰，建立积极的心态，促进心理康复。最后，康复管理也包括肌肉强化、体能训练等物理康复措施，旨在提高患者的体能和功能。这对于患者恢复正常生活、重新参与工作和社交活动具有重要作用。因此，康复管理在食管癌患者中的重要性在于全面关注患者的身体和心理健康，提供个性化的支持，促进患者尽早、尽可能地实现康复目标，提高生活质量，降低治疗后的并发症风险。

1.7.2 术后康复的关键步骤和需要注意的事项有哪些？

术后康复对于食管癌患者至关重要，关键步骤和需要注意的事项包括多方面。首先，患者在手术后可能经历吞咽困难和饮食适应的问题，因此康复的重要步骤之一是通过逐步的食物适应和咀嚼锻炼，帮助患者重新建立吞咽功能。康复团队（包括营养师）通常会提供专业的饮食建议，确保患者在康复过程中获得足够的营养支持。其次，物理康复也是术后康复的关键步骤。手术可能导致身体虚弱和肌肉萎缩，因此需要进行定制的体能训练和康复运动，以增强患者的体力和肌肉功能。这些活动不仅有助于恢复患者的日常生活能力，还能提高患者的整体生活质量。再次，患者需要关注术后并发症的防范和处理，包括感染、淤血、淋巴水肿等。康复团队会定期监测患者的身体状况，提供必要的医学护理，并指导患者及其家属如何进行自我监测。

1.7.3 在食管癌康复中，如何进行饮食与营养的指导？

在食管癌康复中，饮食与营养的指导起着至关重要的作用。由于手术、放疗和化疗可能对患者的饮食产生影响，因此定制的饮食计划有助于确保患者获得足够的营养支持，促进康复。首先，需要根据患者的个体情况和治疗阶段进行个性化的饮食指导。对于术后患者，特别是接受食道重建手术的患者，可能需要逐步适应不同的食物质地和口感，以确保吞咽功能的适应性。食管癌患者可能会经历吞咽困难，因此建议食物选择要易于咀嚼和消化，可能需要细切或纤维软化的食物。其次，饮食指导还应考虑患者的营养需求。食管癌治疗可能导致食欲减退、体重下降和能量消耗增加，因此需要调整饮食以满足患者的能量、蛋白质、维生素和矿物质需求。在某些特殊情况下，可能需要营养补充剂或液体饮食以确保充足的营养摄入。

1.7.4 食管癌患者如何进行吞咽功能康复锻炼和训练？

吞咽功能康复的初期阶段通常包括各种口腔和咽喉肌肉的锻炼。这可能包括口腔操、面部表情运动和咽喉肌肉强化练习。逐渐引入液体和软食，帮助患者适应新的饮食质地，并鼓励正常的吞咽动作。在康复过程中，患者可能需要逐步过渡到更加实质性的食物，包括软食和均质食物。这个过程需要耐心和渐进性，以确保患者适应新的饮食质地，同时避免引起吞咽不适。

1.8

食管癌的随访与复查

1.8.1　随访的目标是什么，它如何帮助食管癌患者的康复和管理？

随访在食管癌患者的康复和管理中起着关键作用，其目标主要包括监测患者的整体健康状况、早期发现任何潜在的并发症或病情变化、提供持续的医学支持以及改善患者的生活质量。

1.8.2　食管癌患者的随访频率和时间安排是怎样的？

食管癌患者的随访频率和时间安排是一个根据患者病情、治疗历史和个体差异而制订的个性化计划。一般来说，在治疗结束后，患者通常会进入定期随访阶段。在初期的几个月内，随访可能比较频繁，一般每 2～3 个月进行一次。旨在监测患者的康复进展、检查任何可能的并发症，并提供必要的支持。随着时间的推移，如果患者的康复状况良好，随访的频率可能逐渐减少，转为每半年至 1 年随访一次。在随访中，医生通常会进行身体检查、影像学检查和实验室检查，以监测患者的整体健康状况和癌症的复发情况。

1.8.3　随访期间会进行哪些体格检查和医学影像检查？

在食管癌患者的随访期间，体格检查和医学影像检查是至关重要的组成部分，可达到监测患者的整体健康状况、癌症的复发情况以及治疗效果的目的。（1）体格检查通常包括医生对患者的一般外观、体重变化、淋巴结肿大、吞咽功能等方面的评估。对于曾接受手术治疗的患者，特别关注手术切口的愈合情况以及吞咽和饮食的适应性。对于接受放疗或化疗的患者，体格检查还可能关注治疗相关的副作用，如皮肤反应、口腔炎症等。（2）医学影像检查和血检的选择取决于患者的具体情况。对于食管癌患者，胸腔和腹部的 CT 扫描是常规的医学影像检查，有助于评估肿瘤的复发或转移情况。此外，PET-CT 扫描在一些情况下也可能被用于全身代谢的评估，有助于发现微小的转移灶。（3）随访期间还可能进行内窥镜检查，特别是对于接受过手术的患者，还要评估手术部位和周围组织的情况。内窥镜检查可以直接观察食管的黏膜，检测任何异常的变化。

1.8.4　随访时，医生会关注哪些潜在的并发症或副作用？

对于接受手术治疗的患者，医生可能会关注手术切口的愈合情况，确保没有感染或其他手术相关的并发症。吞咽功能是一个重要的关注点，特别是对于接受食管切除的患者，医生会评估吞咽的效果和任何可能出现的吞咽困难。对于接受放疗或化疗的患者，医生将密切关注治疗相关的副作用。这可能包括放射治疗导致的皮肤反应、口腔炎症、恶心、呕吐等。化疗可能引起的贫血、免疫系统抑制和疲劳也会受到关注。此外，医生可能会关注患者的营养状况，因为治疗可能影响患者的食欲和体重。

1.8.5 如果随访中出现异常症状，患者应该如何应对和寻求帮助？

如果在随访中患者出现异常症状，及时应对并寻求帮助是至关重要的。首先，患者应该密切关注自身的身体状况，注意任何新的或加重的症状，包括但不限于吞咽困难、疼痛、不明原因的体重下降、呕吐、持续性咳嗽等。如果患者注意到这些异常症状，应当尽早联系主治医生或治疗团队。

1.8.6 如何处理食管癌患者的复发或转移情况？

处理食管癌患者的复发或转移情况需要一个综合性的、个体化的治疗策略。首先，医生会进行全面的评估，包括体格检查、医学影像检查和可能的生物标志物检测，以确定癌症的复发或转移的范围和性质。对于局部复发，可能会考虑手术切除、放疗等局部治疗手段。而对于广泛的转移情况，全身性治疗如化疗、靶向治疗或免疫疗法可能是更合适的选择。治疗计划的制订应该考虑患者的整体健康状况、先前接受的治疗方式以及癌症的分子特征等因素。多学科团队的协作也至关重要，包括外科医生、放射肿瘤专家、化疗医生和其他专业人员。患者的意愿、预期生存期、生活质量等因素也应纳入考虑范围，以制定合适的治疗目标。

1.9

食管癌的预防与健康生活方式

1.9.1 如何减少食管癌的发病风险，有哪些预防策略？

综合采取健康的生活方式和饮食习惯，戒烟限酒，可以显著降低食管癌的发病风险，提高个体的整体健康水平。其次，维持健康体重、规律运动、定期进行体检和筛查，以及避免接触有害化学物质等环境因素，也都是有助于预防食管癌的重要策略。

1.9.2 如何通过健康饮食来降低食管癌的风险？

通过健康饮食来降低食管癌的风险是一项重要而可行的预防策略。首先，增加新鲜水果和蔬菜的摄入量，特别是富含维生素 C、维生素 E 和抗氧化剂的食物。这些食物有助于中和体内的自由基，减少细胞氧化损伤，从而降低癌症发生的风险。其次，高纤维食物如全谷类、燕麦和豆类也应该是饮食中的主要组成部分，因为它们有助于维持肠道健康，减少慢性炎症的发生，进而降低食管癌的发病风险。再次，减少摄入高盐、腌制、烟熏和高温烹饪的食物，这些食物和烹饪方式与食管癌的发生有关。高盐饮食可能与黏膜炎症和食管上皮损伤有关，增加了患癌的风险。同时，过量摄入烟熏和高温烹饪的食物可能导致致癌物质的形成，对食管黏膜产生不利影响。

1.9.3 戒酒和戒烟对预防食管癌有多大的影响？

戒酒和戒烟是预防食管癌的重要措施，对降低患癌风险起着关键作用。酒精和烟草中的有害物质被广泛证实与食管癌密切相关。酒精摄入与食管癌之间存在正相关关系，长期大量饮酒会增加患病风险。通过戒酒，特别是对于慢性酗酒者，能够显著降低食管癌的发病风险。吸烟是食管癌的主要危险因素之一，烟草中的有害化学物质直接接触到食管组织，引发炎症和细胞损伤，最终导致癌症的发生。戒烟是预防食管癌最有效的手段之一。即便是长期吸烟者，在戒烟后也能够显著减少患癌风险，且戒烟后多年，患病风险将进一步降低。

1.9.4 如何培养健康的生活方式？

培养健康的生活方式对于预防食管癌及其他慢性疾病至关重要。（1）保持均衡的饮食是关键，包括摄入足够的新鲜水果、蔬菜、全谷类食物和蛋白质，同时限制高脂肪、高盐和高糖的食物。合理的饮水量也是维持身体健康的重要方面。（2）维持适度的体重和进行规律的体育锻炼是关键的健康生活方式。肥胖与食管癌之间存在一定的关联，因此通过健康饮食和定期运动来维持体重是降低患癌风险的一部分。规律的体育活动不仅有助于控制体重，还能提高身体的代谢率，改善免疫系统功能。（3）戒烟和限制酒精摄入同样是培养健康生活方式的关键因素。吸烟和过度饮酒是导致食管癌的主要危险因素之一，因此戒烟和戒酒对于癌症预防至关重要。（4）避免暴露于其他环境致癌物质，如化学污染和放射线，这也是维护身体健康的一部分。（5）建立规律的生活作息和有效的应对压力的机制同样对健康至关重要。充足的睡眠和良好的精神状态有助于维持身体的平衡，减少患癌风险。

1.9.5 食管癌如何筛查？

年龄达到 40 岁以上，来自食管肿瘤高发地区，或具有食管肿瘤家族史、食管癌高危因素（包括吸烟、重度饮酒、头颈部或呼吸道鳞癌、喜食高温及腌制食物、口腔卫生状况不良等）的人群，建议进行内镜下食管黏膜碘染色法筛查。如果内镜检查未发现病灶，建议进行定期的内镜随访。对于浅表型病灶的发现，应进行活检以评估病理情况。如果病理结果显示为低级别上皮内瘤变/异型增生，建议每3年进行一次随访；如果病理结果为高级别上皮内瘤变/异型增生或黏膜内癌，并且未发现脉管侵犯，可以考虑进行内镜下治疗。如果内镜表现较活检病理结果更为严重，建议进行精细的食管内镜检查（包括放大内镜、窄光谱成像、染色等）以评估病变情况并确定诊治计划。

1.10

食管癌患者的家庭支持

1.10.1　家庭支持对食管癌患者的康复有何重要意义？

家庭支持在食管癌患者的康复中扮演着不可替代的角色。这种关怀和支持不仅有助于患者应对身体上的挑战，还能够在心理层面上提供强大的支持，帮助患者更好地适应治疗和康复的过程。因此，在制订患者康复计划时，整个家庭的参与和支持都应该被充分考虑。

1.10.2　食管癌患者的家人如何帮助他们管理症状和治疗过程？

食管癌患者的家人可以通过提供全面的支持，包括饮食管理、药物管理、情绪支持和沟通协助等方面，帮助患者更好地管理症状和应对治疗过程中的挑战，从而提升患者的生活质量和康复效果。这种协作和支持对于患者的身体和心理健康都具有积极的影响。（1）家人可以在患者的饮食方面提供关键的支持。由于食管癌治疗可能导致吞咽困难和食欲不振，家人可以根据医生或营养师的建议，为患者准备易于咀嚼和消化的食物，确保患者获得足够的营养。此外，鼓励患者保持适度的水分摄入，以防止脱水。（2）在治疗过程中，家人可以协助患者管理药物，确保患者按照医生的处方正确服用药物，并提供必要的疼痛管理支持。同时，定期陪伴患者前往医疗机构接受治疗，提供情绪上的支持，帮助患者应对治疗带来的身体和心理的挑战。（3）除此之外，家人还可以帮助患者建立积极的生活方式，鼓励他们参与适度的体育锻炼，提供心理支持，帮助患者处理可能出现的情绪波动和抑郁。在患者与医疗团队之间充当沟通的桥梁，确保患者充分了解治疗计划和医疗建议。

第 2 章

胃 肿 瘤

2.1

认识胃

2.1.1 什么是胃，它在人体中的哪个部位？

胃是人体的消化器官，是消化管的膨大部分，能分泌胃液和内分泌素，具有收纳、搅拌和进行初步消化的功能。

胃位于膈下，上接食管，下通十二指肠。胃在中等充盈时大部分位于左季肋区，小部分位于腹上区；胃大弯的位置随胃充盈的情况而异，其下缘最低点可降至脐或脐以下平面。胃前壁的右侧部被肝左叶所覆盖，胃底部紧邻膈和脾；左下方在剑突下方左、右肋弓之间下直接与腹前壁接触；胃后壁隔网膜囊与众多器官相邻接，由下向上依次是横结肠、胰、左肾和肾上腺、脾等，这些器官构成胃床。

2.1.2 胃有什么样的解剖生理特点？

胃分四部：贲门部、胃底、胃体和幽门部。胃的入口称贲门，接食管，贲门附近的部分称为贲门部；贲门平面以上，向左上方膨出的部分称为胃底；自胃底向下至角切迹处的中间大部分，称胃体；胃出口称幽门，下续十二指肠，胃体下界与幽门之间的部分，称幽门部，幽门部包括幽门管、幽门窦，幽门管长约 2～3cm，幽门窦通常位于胃的最低部位，胃溃疡、胃癌多发生于胃幽门窦近胃小弯处。

2.1.3 胃黏膜屏障是什么？

胃液 pH 约为 0.9～1.5，在酸性环境下胃蛋白酶原被激活，此外，胃黏膜经常与各种病原微生物及有刺激的、损伤性的物质接触，但胃黏膜却能保持本身完整无损伤，并使胃腔与胃黏膜内的 H^+ 浓度维持在 1 000 倍之差的高梯度状态，这与胃黏膜屏障所涉及的 3 个层面有关。

（1）上皮前：由覆盖于胃黏膜上皮细胞表面的一层约 0.5 mm 厚的黏液凝胶层及碳酸氢盐层构成，能防止胃内高浓度的盐酸、胃蛋白酶、病原微生物及其他有刺激的甚至是损伤性的物质对胃上皮细胞的伤害，保持酸性胃液与中性黏膜间高 pH 梯度。

（2）上皮细胞：上皮细胞顶面膜及细胞间的紧密连接对酸反弥散及胃腔内的有害因素具有屏障作用，它们再生速度很快，大约每隔 2～3 天更换 1 次，在其受到损伤后可很快修复；上皮细胞可以产生炎症介质，其间有上皮间淋巴细胞，是黏膜免疫的重要组成部分。

（3）上皮后：胃黏膜细胞内的糖原储备量较少，在缺氧状态下产生能量的能力也较低。因此要保持胃黏膜的完整无损，必须供给它足够的氧和营养物质；胃黏膜丰富的毛细血管网为上皮细胞旺盛的分泌功能及自身不断更新提供足够的营养，也将局部代谢产物及反渗回黏膜的盐酸及时运走，胃黏膜的健康血液循环对保持黏膜完整甚为重要；此外，间质中的炎症细胞在损伤愈合中亦具有积极意义。

2.1.4　胃液是如何分泌的？

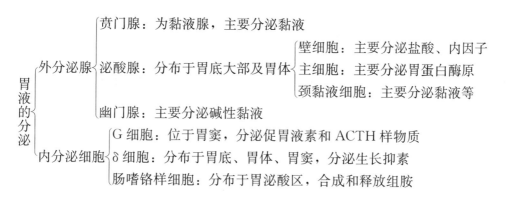

2.1.5　胃液的主要成分及作用是什么？

纯净的胃液是一种无色而呈酸性反应的液体，pH 0.9~1.5。正常人每日分泌的胃液量约为 1.5~2.5 L。胃液的成分包括无机物如盐酸、钠和钾的氯化物等，以及有机物如黏蛋白、消化酶等。胃液的主要成分及作用如下：

（1）盐酸：胃液中的盐酸也称胃酸，胃内的盐酸有许多作用，它可杀死随食物进入胃内的细菌，因而对维持胃和小肠内的无菌状态具有重要意义；盐酸可以促使蛋白质发生变性，使之易于吸收；盐酸还能激活胃蛋白酶原，使之转变为有活性的胃蛋白酶，并为胃蛋白酶作用提供了必要的酸性环境；盐酸进入小肠后，可以引起促胰液素的释放，从而促进胰液、胆汁和小肠液的分泌。盐酸所造成的酸性环境，还有助于小肠对铁和钙的吸收。但若盐酸分泌过多也会对胃和十二指肠黏膜产生侵蚀作用，是溃疡病发病的重要原因之一。

（2）胃蛋白酶原：胃蛋白酶原主要是由主细胞合成的，并以不具有活性的酶原颗粒形式贮存在细胞内，分泌入胃腔内的胃蛋白酶原在胃酸的作用下，转变为具有活性的胃蛋白酶，已激活的胃蛋白酶对胃蛋白酶原也有激活作用。胃蛋白酶的主要作用是水解食物中的蛋白质，生成肽、多肽及氨基酸。

（3）胃的黏液：胃的黏液是由表面上皮细胞、泌酸腺的黏液颈细胞、贲门腺和幽门腺共同分泌的，其主要成分为糖蛋白。由于糖蛋白的结构特点，黏液具有较高的黏滞性和形成凝胶的特性。在正常人，黏液覆盖在胃黏膜的表面，形成一个厚约 $500~\mu m$ 的凝胶层。首先，胃的黏液具有润滑作用，有利于食糜在胃内的往返运动，可减少粗糙的食物对胃黏膜的机械性损伤；其次，胃的黏液呈中性或弱碱性，可降低胃的酸度，减弱胃蛋白酶的活性，减慢胃腔中的 $H+$ 向胃壁扩散的速度，参与形成黏液-碳酸氢盐屏障，对胃黏膜具有保护作用。

（4）碳酸氢盐：胃内碳酸氢盐主要是由胃黏膜的非泌酸细胞分泌的，仅有少量的碳酸氢盐是从组织间液渗入胃内的。黏液-碳酸氢盐屏障能有效保护胃黏膜免受 $H+$ 的直接侵蚀，防止胃蛋白酶对胃黏膜的消化作用。

（5）内因子：壁细胞除分泌盐酸外，还分泌一种分子量在 $50~000 \sim 60~000$ 之间的糖蛋白，称为内因子。内因子可与维生素 B12 结合，促进回肠对维生素 B12 的吸收。

2.1.6 胃液分泌是如何调节的？

胃窦从食物感受到的信息促使幽门腺的 G 细胞分泌促胃液素，大部分促胃液素经循环以内分泌的方式作用于胃体的肠嗜铬细胞，刺激其分泌组胺，组胺及少量促胃液素通过组胺 H_2 或缩胆囊素-B 受体共同促进胃体壁细胞合成及分泌盐酸。胃窦 D 细胞分泌的生长抑素对上述过程中涉及的 3 种细胞均有负性调控作用。

胃壁细胞分泌盐酸的过程大致可分为 3 个主要步骤：
（1）组胺、乙酰胆碱和促胃液素刺激壁细胞上的各自受体。
（2）壁细胞内，在 cAMP 或钙离子介导下生成氢离子。
（3）存在于壁细胞分泌小管和囊泡内的 H^+-K^+-ATP 酶，又称质子泵，将 $H+$ 从壁细胞逆浓度梯度泵入胃腔。

此外，来自肠神经系统的乙酰胆碱通过神经内分泌的方式影响壁细胞、G 细胞和 D 细胞的功能状态，其对胃酸分泌的综合调节作用变化甚大。

2.1.7 胃的常见疾病有哪些？它们有哪些表现？

胃的常见疾病包括胃炎、消化性溃疡、胃息肉等。

胃炎是各种原因引起的胃黏膜炎症，为最常见的消化系统疾病之一。按临床发病的缓急，一般可分为急性胃炎和慢性胃炎两大类型；按病因不同，可分为幽门螺杆菌相关性胃炎、应激性胃炎、自身免疫性胃炎等。不同类型胃炎的临床表现会有所不同，但症状缺乏特异性，且轻重程度与病变严重程度常不一致，主要表现为上腹痛、腹胀、嗳气、食欲减退、反酸、恶心、呕吐，部分患者无症状。

消化性溃疡主要指发生于胃和十二指肠的慢性溃疡，是一种多发病、常见病，酸性胃液对黏膜的消化作用是溃疡形成的基本因素，胃酸分泌过多、幽门螺杆菌感染和胃黏膜保护作用减弱等因素是引起消化性溃疡的主要环节。消化性溃疡的典型症状是上腹痛，性质可有钝痛、灼痛、胀痛、剧痛、饥饿样不适，特点：（1）慢性过程，病程可达数年或十余年；（2）反复或周期性发作，发作期可为数周或数月，发作有季节性，多在秋冬和冬春之交发病；（3）部分病人有与进餐相关的节律性上腹痛，餐后痛多见于胃溃疡，饥饿痛或夜间痛、进餐后缓解多见于十二指肠溃疡；（4）腹痛可被抑酸剂或抗酸剂缓解。部分病例仅表现上腹胀、上腹部不适、厌食、嗳气、反酸等消化不良症状。还有一类无症状性溃疡，这些病人无腹痛或消化不良症状，而以消化道出血、穿孔等并发症为首发症状。

胃息肉是指胃黏膜表面长出的突起状乳头状组织，较小时常无明显症状，一般都是在胃镜或其他检查时偶然发现。胃息肉早期一般无明显症状，出现症状时可表现为上腹隐痛、腹胀、不适，少数可出现恶心、呕吐等。如果息肉表面有糜烂、溃疡，可以发生间歇性或持续性出血。

2.2
胃恶性肿瘤的发病因素及预防

2.2.1　胃良性肿瘤有哪些？它们有哪些表现？应该如何治疗？

胃良性肿瘤占胃肿瘤的 2%，可分两大类：一类来源于黏膜的良性上皮细胞瘤，如胃腺瘤、腺瘤性息肉等；另一类是良性间叶组织肿瘤，如间质瘤、脂肪瘤和神经纤维瘤等。常见的症状是消化道出血，可有上腹隐痛、不适等表现。部分患者可扪及腹部肿块，位于幽门部较大的肿瘤可引起梗阻。

由于胃良性肿瘤临床有时难于完全排除恶性可能，即使为良性，今后也可能恶变或出现梗阻、出血等并发症，故亦应积极手术治疗。可根据肿瘤具体情况选择内镜下治疗、胃部分切除或全胃切除术等。

2.2.2　胃恶性肿瘤是如何形成的？

在幽门螺杆菌感染、不良环境与不健康饮食等多种因素作用下，可由慢性炎症—

萎缩性胃炎—萎缩性胃炎伴肠上皮化生—异型增生而逐渐向胃癌演变。在此过程中，胃黏膜细胞增殖和凋亡之间的正常动态平衡被打破，胃黏膜细胞增殖失控，从而形成胃恶性肿瘤。另外，与胃癌发生相关的分子事件包括微卫星不稳定、抑癌基因缺失失活或因高甲基化而失活、某些癌基因扩增等。

2.2.3 胃恶性肿瘤与胃良性肿瘤有什么区别？

良性肿瘤与恶性肿瘤的区别有 4 个：其一，生长方式不同，一般来说，良性肿瘤外部都有完整的包膜，不会轻易侵犯到周围的组织和器官，对身体功能不会造成很大影响；而恶性肿瘤往往无包膜或者包膜不完整，非常容易浸润到周围的组织和器官，会对身体功能造成有害影响。其二，生长速度的差异，一般来说，良性肿瘤生长速度较为缓慢，不会对身体造成影响，有些良性肿瘤甚至会出现停止生长或者萎缩的情况；但恶性肿瘤则完全不同，通过与正常组织争夺营养，生长非常迅速，一般不会自行萎缩。其三，是否出现转移，良性肿瘤一般仅仅在原有的位置，不太会发生远处转移；而恶性肿瘤由于生长迅速，具有极强的远处转移的能力，转移通常是通过淋巴管和血管发生，但也可以通过直接浸润、肿瘤脱落直接种植到其他组织。其四，危害性存在差异，一般来说，良性肿瘤危害不大，很少危及生命。

2.2.4 胃炎会发展成胃恶性肿瘤吗？

胃炎有一定概率会发展成胃恶性肿瘤，不是所有胃炎都会发展成胃癌，胃炎发展成胃癌主要有如下几个演变过程：

（1）慢性非萎缩性胃炎，也称浅表性胃炎，是胃黏膜在没有发生萎缩的情况下所出现的水肿和增厚，程度相对较轻，是大众常见的胃病，绝大多数经治疗后会好转或者痊愈，不过仍有少部分患者随病情发展会继续踏上胃癌的演变之路。在该阶段应遵医嘱及时进行治疗调整。

（2）慢性萎缩性胃炎，随年龄增长发病率逐渐升高，多数与幽门螺杆菌（Hp）感染有关。此时炎症已经到了胃黏膜全层，因为炎症的破坏，胃黏膜的腺体开始萎缩、减少，这意味着胃黏膜变薄，消化功能开始受到影响。

（3）肠上皮化生，也叫"肠化"，是指胃黏膜细胞表现出了肠道细胞的特性，意味着胃黏膜病变加重，是一种癌前病变，如果不加干预，部分病变继续进展，就会演变成早期胃癌。

（4）胃癌，经过前面不同阶段疾病的逐步进展，部分常见的慢性胃炎这时已经变成让人闻声色变的胃癌。

慢性萎缩性胃炎发展成为胃上皮原位癌的概率较高，据报道其每年的癌变率为 0.5%～1%，伴有肠上皮化生或异型增生时发生胃癌的危险性增加。

从伴有高危因素的慢性萎缩性胃炎到胃癌的演变过程大约经历 10～15 年，在此癌变过程中，遗传突变包括癌基因的激活、抑癌基因的失活、基因过表达及错配修复基因突变等多基因变异的积累。

2.2.5　胃溃疡会发展成胃恶性肿瘤吗？

胃溃疡本身是一种良性病变，是指胃黏膜发生的炎性缺损，通常与胃液的胃酸和消化作用有关，病变穿透黏膜肌层或达更深层次。正常情况下，胃的黏膜修复能力很强，一般 3 天就可以更新修复，但如果长期反复的损伤修复，可能就会激活细胞产生突变，进而就容易发生恶变。

既往研究显示，胃溃疡与胃癌的发生存在一定关系，但无法准确预测。国内报道胃溃疡的癌变率为 5% 左右，尤其是胃溃疡病史较长、溃疡较大和中年以上的患者并发癌变的机会较大，溃疡边缘部的黏膜上皮或腺体受胃液侵蚀而发生糜烂，在反复破坏和再生的慢性刺激下转化成癌。

2.2.6　胃息肉会发展成胃癌吗？

胃息肉占人群的 0.8%～2.4%，其中 50% 为胃底腺息肉、40% 为增生性息肉，而腺瘤仅占 10%。大于 1 cm 的胃底腺息肉癌变率小于 1%；罕见癌变的增生性息肉多发生于肠上皮化生和异型增生区域，可形成经典的高分化肠型胃癌；腺瘤则具有较高的癌变率，4 年中可有 11% 的病人经过异型增生发展为胃癌。

2.2.7　幽门螺杆菌感染会发展成胃恶性肿瘤吗？

幽门螺杆菌感染与胃癌有共同的流行病学特点，胃癌高发区人群幽门螺杆菌感染率高；幽门螺杆菌抗体阳性人群发生胃癌的危险性高于阴性人群。1994 年，WHO 的国际癌症研究机构将幽门螺杆菌感染定为人类 I 类（即肯定的）致癌原。此外，EB 病毒和其他感染因素也可能参与胃癌的发生。

2.2.8　吸烟会诱发胃恶性肿瘤吗？

已有足够的证据表明，吸烟可引发胃癌，而戒烟有助于降低未来罹患胃癌的风险。烟草烟雾中含有至少 69 种致癌物，吸烟时烟雾不仅会被吸入肺内，也会随着吞咽动作进入胃里。烟雾中的尼古丁会直接刺激胃黏膜，破坏胃黏膜屏障，导致胃炎、胃溃疡形成，并延迟其愈合。烟碱也会刺激胃黏膜引起胃酸分泌增加，对胃黏膜产生有害刺激。过量吸烟会导致胃幽门括约肌功能紊乱，引起胆汁反流，进一步刺激胃黏膜。吸烟还会影响胃黏膜的血液供应及胃黏膜细胞的修复与再生，减缓慢性胃炎恢复的速度。胃炎甚至胃溃疡继续受刺激，进一步发展就容易出现恶变，导致肿瘤的发生。此外，长期吸烟还会导致人体内维生素 C 和类胡萝卜素水平降低，而这两者均有抗癌作用。

2.2.9 饮酒会诱发胃恶性肿瘤吗？

饮酒与胃恶性肿瘤密切相关。酒精在体内代谢的过程中会产生大量乙醛，而乙醛已被国际癌症研究机构列为一级致癌物。流行病学荟萃分析结果显示，相比于不饮酒的人群，饮酒人群胃癌风险更高，且观察到有剂量依赖性反应，即饮酒量越大，胃癌发生风险越高。另外，长期大量饮酒，酒精会刺激到胃黏膜，促使黏膜细胞发生改变，容易出现恶变；而体内胃酸的减少，让细菌有了可趁之机，加速繁殖，促进了致癌物亚硝胺类的合成，从而引发胃癌。而且酒精是食物中某些致癌物的溶剂，有助于致癌物的吸收，加大患癌的可能。

2.2.10 饮食习惯与胃恶性肿瘤是否有关联，哪些饮食习惯容易诱发胃恶性肿瘤？

饮食习惯与胃恶性肿瘤密切相关。流行病学研究提示，多吃新鲜水果和蔬菜可降低胃癌的发生。经常食用霉变食品、咸菜、腌制烟熏食品，以及过多摄入食盐，可增加患癌的危险性。长期食用含硝酸盐较高的食物后，硝酸盐在胃内被细菌还原成亚硝酸盐，再与胺结合生成致癌物亚硝胺。此外，慢性胃炎及胃部分切除者胃酸分泌减少有利于胃内细菌繁殖。老年人由于泌酸腺体萎缩，常有胃酸分泌不足，有利于细菌生长，胃内增加的细菌可促进亚硝酸盐类致癌物质产生，长期作用于胃黏膜将导致癌变。

2.2.11 哪些食物有助于预防胃恶性肿瘤的发生？

(1) 多吃新鲜水果和蔬菜。新鲜蔬菜和水果富含黄酮类、维生素 C、番茄红素等生物活性物质，具有抗氧化、防癌作用。充足摄入新鲜水果和蔬菜，可以降低患高血压、糖尿病、心脑血管疾病、癌症等疾病的风险。蔬菜对预防胃癌的保护作用与其种类有关。韭菜、大蒜、洋葱、葱类蔬菜、十字花科蔬菜等可显著降低患胃癌的风险。《中国居民膳食指南（2022）》推荐成年人每天至少摄入 300 g 新鲜蔬菜（深色蔬菜应占一半）和 200~350 g 新鲜水果。

（2）食用全谷物。谷物是人类传统的主食，富含蛋白质、脂肪、矿物质、维生素和膳食纤维。谷物家族包括大米、小米、大麦、小麦、高粱、玉米、燕麦和荞麦等。全谷物由胚芽、胚乳和麸皮组成。全麦面包、燕麦片等全麦食品都可以归为全谷物。而经过脱壳、磨碎、抛光等精制处理后仅保留胚乳的谷物称为精制谷物，如精米、精麦等。临床研究提示，大量食用全谷物可以使患胃癌的风险降低 13%，而大量食用精制谷物则会使患胃癌的风险增加 36%。

（3）多吃非发酵豆类。豆类的主要营养成分包括碳水化合物、蛋白质和脂肪，主要有绿豆、黄豆、红豆、黑豆和蚕豆等。豆制品可分为发酵豆制品（如腐乳、豆豉等）和非发酵豆制品。临床研究结果显示，摄入大豆患胃癌风险可降低，而大量摄入发酵豆制品患胃癌风险会增加。这表明大豆的有益作用可能归因于一些有益的化学成分，例如皂苷和异黄酮。而发酵豆制品含有大量盐分和致癌亚硝酸盐化合物，可能抵消其有益成分的抗癌作用，损害胃黏膜，改变胃内细菌环境。因此，建议多吃非发酵豆制品，少吃发酵豆制品。

（4）适量饮用绿茶。茶叶中含有丰富的茶多酚等生物活性物质，具有抗氧化、抗癌作用。适量喝茶可以调节血脂和血压，降低中风、结直肠癌等疾病的风险。研究表明，适量饮用绿茶可以降低患胃癌的风险。冷茶、温茶和正常或较低浓度的茶可以降低患胃癌的风险，而热茶和浓茶则没有效果。当饮茶温度很高（55～67 ℃）时，患胃癌的风险会增加 7.6 倍。目前尚未发现喝红茶可以降低患胃癌的风险。因此，建议普通成年人适量饮用绿茶，每月喝茶量在 50 g 以上。

2.2.12　有哪些环境因素可能与胃恶性肿瘤有关？

环境因素在胃癌发生中起重要作用。此外，火山岩地带、高泥炭土壤、水土含硝酸盐过多、微量元素比例失调或化学污染等可直接或间接经饮食途径参与胃癌的发生。

2.2.13　有亲属患有胃恶性肿瘤，我也会得胃恶性肿瘤吗？

10% 的胃癌病人有家族史，具有胃癌家族史者，其发病率高于普通人群 2～3 倍。少数胃癌属 "遗传性胃癌综合征" 或 "遗传性弥漫型胃癌"。浸润型胃癌的家族发病倾向更显著，提示该型胃癌与遗传因素关系更密切。

2.2.14　哪些遗传性疾病与胃恶性肿瘤有关？

虽然大多数胃癌被认为是散发性的，但据估计，3%～5% 的胃癌与遗传性癌症倾向综合征相关。

（1）遗传性弥漫型胃癌（Hereditary diffuse gastric cancer，HDGC）：是一种常染色体显性遗传综合征，以高度侵袭性弥漫型胃癌为特征。据文献报道，在 30%～50% 的 HDGC 家族中发现了肿瘤抑制基因 CDH1（编码细胞间黏附蛋白 E-cadherin）的种系截短突变。诊断时的平均年龄为 37 岁，据估计，到 80 岁时男性患胃癌的风险为 67%，女性为 83%。

（2）林奇综合征（又称遗传性非息肉病性结直肠癌）：是一种常染色体显性遗传性肿瘤，以结直肠癌、子宫内膜癌和胃癌的早期发病为特征。林奇综合征由 4 个 DNA 错配修复基因（MLHI、MSH2、MSH6 和 PMS2）中任何一个种系的突变导致。上皮细胞黏附分子（EPCAM）基因的缺失也与林奇综合征有关。胃癌是林奇综合征患者第二大最常见的结肠外癌（仅次于子宫内膜癌）。这些患者患胃癌的风险为 1%～13%，主要是肠型，发病年龄早于普通人群，亚洲人风险高于西方人。

（3）幼年性息肉病综合征（JPS）：是一种罕见的常染色体显性遗传综合征，其特征为沿胃肠道存在多处幼年息肉，并与发生胃肠癌的风险增加相关。JPS 源于 SMAD4 或 BMPR1A 基因的种系突变。JPS 患者一生中患胃癌的风险随突变类型而异，范围在 9%～50%。

（4）黑斑息肉综合征（PJS）：是一种常染色体显性综合征，由 STK11 肿瘤抑制基因种系突变引起，发生于 30%～80% 的患者。PJS 的特征为皮肤黏膜色素沉着和胃肠道息肉病，并与发生胃肠癌的风险升高相关。PJS 个体患胃癌的终生风险为 29%，患其他癌症的风险也有所增加。

（5）家族性腺瘤性息肉病（FAP）：是一种常染色体显性遗传性结直肠癌综合征，因 5q21 号染色体腺瘤性息肉病大肠杆菌（APC）基因的种系突变所致。FAP 以腺瘤性结直肠息肉在 35～40 岁进展为结直肠癌为特征。胃、十二指肠和壶腹周围区域的上消化道息肉是 FAP 最常见的结肠外表现。大多数（约 90%）胃息肉为非腺瘤性良性胃底腺息肉，见于约 50% 的 FAP 患者。胃腺瘤性息肉（可导致胃癌）占这些患者诊断的胃息肉的 10%。FAP 个体终生患胃癌的风险为 1%～2%。

（6）不太常见的遗传性癌症易感综合征：除上述讨论的较常见的综合征外，还有许多较少见的遗传性癌症易感综合征也与患胃癌的风险相关。共济失调-毛细血管扩张症、布卢姆综合征、遗传性乳腺癌和卵巢癌综合征、李·佛美尼综合征、着色性干皮病和考登综合征均增加胃癌发生风险。

2.2.15　如何预防胃恶性肿瘤的发生？

（1）具有胃癌高风险因素病人，根除幽门螺杆菌有助于预防胃癌发生。

（2）高危人群定期复查胃镜。

（3）阿司匹林、COX-2 抑制剂、他汀类药物、抗氧化剂（包括多种维生素和微量元素硒）和绿茶可能具有一定预防作用。

（4）建立良好的生活习惯，积极治疗癌前疾病。

2.3

胃恶性肿瘤的高危人群及筛查

2.3.1　胃恶性肿瘤的高发年龄是多少岁？

55～70 岁为胃恶性肿瘤的高发年龄段。

2.3.2　哪些是胃恶性肿瘤的高危人群？

我国建议 40 岁以上或有胃癌家族史者需进行胃癌筛查。符合下列第（1）条和第（2）～（6）条中任一条者均应列为胃癌高危人群，建议作为筛查对象：

（1）年龄 40 岁以上，男女不限。

（2）胃癌高发地区人群。

（3）幽门螺杆菌感染者。

（4）既往患有慢性萎缩性胃炎、胃溃疡、胃息肉、手术后残胃、肥厚性胃炎、恶性贫血等胃癌前疾病。

（5）胃癌患者一级亲属。

（6）存在胃癌其他高危因素（高盐、腌制饮食，吸烟，重度饮酒等）。

2.3.3　常用的胃恶性肿瘤筛查方法有哪些？

（1）血清 PG 检测：我国胃癌筛查采用 PG Ⅰ 浓度 $\leqslant 70$ μg/L 且 PG Ⅰ/PG Ⅱ $\leqslant 3.0$ 作为胃癌高危人群标准。根据血清 PG 检测和幽门螺杆菌抗体检测结果对胃癌患病风险进行分层，并确定进一步检查策略。

（2）胃泌素 17（G-17）：血清 G-17 浓度检测可以诊断胃窦（G-17 水平降低）或仅局限于胃体（G-17 水平升高）的萎缩性胃炎。

（3）上消化道钡餐：X 线钡餐检查可能发现胃部病变，但敏感性及特异性不高，已被内镜检查取代，不推荐使用 X 线消化道钡餐进行胃癌筛查。

（4）内镜筛查：内镜及内镜下活检是目前诊断胃癌的金标准。近年来无痛胃镜发展迅速，并已应用于胃癌高危人群的内镜筛查，极大程度上提高了胃镜检查的患者接受度。

2.3.4 出现哪些症状应高度警惕胃恶性肿瘤的可能?

80％的早期胃癌无症状，部分病人可有消化不良症状。进展期胃癌最常见的症状是体重减轻（约60％）和上腹痛（50％），另有贫血、食欲缺乏、厌食、乏力。

胃癌发生并发症或转移时可出现一些特殊症状，贲门癌累及食管下段时可出现吞咽困难。并发幽门梗阻时可有恶心呕吐，溃疡型胃癌出血时可引起呕血或黑便，继之出现贫血。胃癌转移至肝脏可引起右上腹痛、黄疸和（或）发热；腹膜播散者常见腹腔积液；极少数转移至肺可引起咳嗽、呃逆、咯血，累及胸膜可产生胸腔积液而发生呼吸困难；侵及胰腺时，可出现背部放射性疼痛。

2.4
胃恶性肿瘤的诊断方法

2.4.1 胃恶性肿瘤的诊断方法有哪些?

应当结合患者的临床表现、体格检查、肿瘤标志物、影像学检查、内镜及组织病理学等进行胃癌的诊断和鉴别诊断。

肿瘤标志物：建议常规推荐CA72-4、癌胚抗原（CEA）和CA19-9，可在部分患者中进一步检测甲胎蛋白（AFP）和CA125，CA125对于腹膜转移、AFP对于特殊病理类型的胃癌均具有一定的诊断和预后价值。

影像学检查包括：X线气钡双重对比造影、超声检查、CT、MRI、正电子发射计算机体层成像（PET-CT）、单光子发射计算机体层摄影（SPECT）等。

内镜检查技术：普通白光内镜、化学染色内镜、电子染色内镜、放大内镜、超声内镜、激光共聚焦显微内镜、荧光内镜等。

2.4.2 初诊胃恶性肿瘤，诊断需要多长时间，需要经历哪些步骤?

初诊胃恶性肿瘤根据病情及各级医院的实际条件，需要3～10天左右，具体有如下3个步骤：

（1）定性诊断：采用胃镜检查进行病变部位活检及病理检查等方法明确病变是否为癌、肿瘤的分化程度以及特殊分子表达情况等与胃癌自身性质和生物行为学特点密切相关的属性与特征。除常规组织学类型，还应该明确 Laurén 分型及 HER2 表达状态。

（2）分期诊断：胃癌的分期诊断主要目的是在制定治疗方案之前充分了解疾病的严重程度及特点，以便为选择合理的治疗模式提供充分的依据。胃癌的严重程度可集中体现在局部浸润深度、淋巴结转移程度以及远处转移存在与否 3 个方面，在临床工作中应选择合适的辅助检查方法以期获得更为准确的分期诊断信息。

（3）临床表现：临床表现不能作为诊断胃癌的主要依据，但是在制定诊治策略时，应充分考虑是否存在合并症及伴随疾病会对整体治疗措施产生影响。

2.4.3　有哪些肿瘤标志物用于胃恶性肿瘤的辅助诊断，它们的作用是什么？

肿瘤标志物广泛应用于临床诊断，而且肿瘤标志物的联合检测为我们提供了动态观察肿瘤发生发展及临床疗效评价和患者的预后，从而提高了检出率和鉴别诊断准确度。对于胃恶性肿瘤，建议常规推荐 CA72-4、癌胚抗原（CEA）和 CA19-9，可在部分患者中进一步检测甲胎蛋白（AFP）和 CA125，CA125 对于腹膜转移、AFP 对于特殊病理类型的胃癌均具有一定的诊断和预后价值。CA242 和肿瘤特异性生长因子、胃蛋白酶原（pepsinogen，PG）Ⅰ和 PGⅡ的敏感性、特异性尚有待公认。目前肿瘤标志物检测常用自动化学发光免疫分析仪及其配套试剂。

2.4.4　为什么首次就诊病人需要做粪便常规？

粪便常规是医院进行消化道检查的一种方法。黑便与粪便隐血阳性均是消化道异常的早期预警，当上消化道或小肠上段出血时，常表现为黑便；而当消化道出血量较少时，粪便外观可无异常改变，肉眼不能辨认。因此，对疑有消化道慢性出血的患者应进行粪便常规及隐血检查，这对消化道恶性肿瘤（如胃癌、大肠癌、息肉、腺瘤）的早期筛查及后续治疗方案的选择意义重大。

2.4.5　为什么患者需要做胃镜检查？

胃镜检查是必需的，可以明确病变的位置、大小、范围，更重要的是可以取活检做病理检查；超声胃镜，就是胃镜头部带有超声探头，可以了解病变侵犯胃壁的厚度，就是 T 分期。

2.4.6 胃镜检查前的准备工作有哪些？

（1）如果第二天上午需进行胃镜检查，从胃镜检查前一天晚饭后的时间开始就不能进食任何东西。

（2）如果下午需进行胃镜检查，胃镜检查当天上午可以吃一些流质食物（如白粥），从午饭开始就不能进食任何东西。

（3）抽烟人群应该在胃镜检查的前一天开始停止吸烟。

（4）虚弱人群可以在医生的许可下，在允许的时间范围内饮用葡萄糖水。

（5）选择无痛胃镜应该在麻醉前4个小时绝对不能吃任何东西，也不能饮水。

（6）有佩戴活动假牙的人群，应该在做胃镜检查之前摘下假牙。

（7）每天都服用降压药的病人，在胃镜检查的时候，早上可以用少量水送服，按照正常剂量服药。

（8）每天服用降糖药或者是注射胰岛素的病人，在做胃镜检查的时候，应暂停吃药一次，等做完胃镜检查后再继续吃药。

（9）每天服用阿司匹林等抗凝药的病人，在做胃镜检查的时候，至少要提前一周的时间停止服药。

（10）胃镜检查与普通的检查不一样，可能会让人感觉到不同程度的不舒服，建议在做胃镜检查的时候有亲友陪同。

2.4.7 胃镜检查后的注意事项有哪些？

（1）刚做完胃镜检查之后，可能会出现腹胀、腹痛、打嗝等症状，这些都属于正常情况，症状会随时间慢慢消除。

（2）胃镜检查后，建议休息30分钟之后再离开医院。

（3）胃镜检查结束2小时后才可以吃饭和喝水，尽量吃一些流质饮食，尽可能地避免进食辛辣等刺激性的食物。

（4）做病理活检的病人，在做完检查4小时后才可以选择进食流质饮食并避免进食刺激性食物。

（5）选择无痛胃镜检查的病人，在做胃镜检查当天禁忌开车。

2.4.8 哪些患者可以接受内镜下黏膜切除术（EMR）或内镜下黏膜剥离术（ESD）？

小病灶的评价可利用内镜下黏膜切除术（EMR）或内镜下黏膜剥离术（ESD）。

≤2 cm 的局灶性结节可以安全地进行 EMR 或 ESD，以获取更多标本，便于病理学医生更好地评估，提供更多关于分化程度、是否存在淋巴血管浸润（LVI）和浸润深度的信息，从而提供准确的 T 分期。这样的切除活检有治疗的潜力。

2.4.9　胃镜检查结果阴性一定不是胃恶性肿瘤吗?

胃镜检查结果阴性不能完全排除胃恶性肿瘤的诊断，存在组织标本取样不够、组织标本坏死组织过多难以明确诊断等可能。

2.4.10　胃镜检查结果阳性怎么办?

需要再次行胃镜检查或选择转移灶穿刺活检、胸腹水细胞学检查、外周血液体活检等方式明确病理类型。

2.4.11　确诊胃恶性肿瘤后还需要完善什么检查?

还需要进行影像学检查以进行分期诊断，进行常规的血液学检查，心功能、肝肾功能检查，营养评分等，根据评估情况为后续治疗做好准备。

2.4.12　做了胃镜检查，还需要做 CT 检查吗?

还需要做 CT 检查。CT 检查为首选临床分期手段，我国多层螺旋 CT 广泛普及，特别推荐胸腹盆腔联合大范围扫描。在无 CT 增强对比剂禁忌情况下均采用增强扫描，常规采用 1 mm 左右层厚连续扫描，并推荐使用多平面重建图像，有助于判断肿瘤部位、肿瘤与周围脏器（如肝脏、胰腺、膈肌、结肠等）或血管关系及区分肿瘤与局部淋巴结，提高分期信心和准确率。

2.4.13　增强 CT 检查与 CT 平扫检查有什么区别?

增强 CT 需要静脉注射造影剂，让造影剂随着血液流动分布到身体各器官组织中，器官和病变内的造影剂浓度出现差别形成密度差，再通过 CT 扫描让病变组织与周围正常组织对比，判断病变性质。也可以通过检查了解病变部位的出血情况以及血液供应是否丰富。与普通平扫 CT 相比，增强 CT 的准确性更高，它能获取更多有价值的信息。我国多层螺旋 CT 广泛普及，特别推荐胸腹盆腔联合大范围扫描。在无 CT 增强对比剂禁忌情况下均采用增强扫描。

2.4.14 为什么胃恶性肿瘤患者需要做钡餐？有什么意义？

钡餐是一种造影剂，用于在 X 线照射下显示消化道有无病变。钡餐造影是用口服的途径摄入造影剂，可对整个消化道，尤其是上消化道进行比较清晰的放射性检查。用于消化道检查的钡餐是药用硫酸钡（即硫酸钡的悬浊液），因为它不溶于水和脂质，所以不会被胃肠道黏膜吸收，因此对人体基本无毒性。

因为不透光的钡剂充盈在胃中，所以能够间接观察到胃的形态、大小、黏膜纹理、皱襞状态、胃的位置及蠕动情况等，可以判断胃肠道的大致形态，有无梗阻、占位、粗糙等。但是，这个影子是黑白的，看不到微小的黏膜病变、清晰的血管纹路、腺管开口形态等。

2.4.15 为什么胃恶性肿瘤患者需要做 PET-CT？有什么意义？

正电子发射计算机体层成像（PET-CT）可辅助胃癌分期，但不做常规推荐。如 CT 怀疑有远处转移可应用 PET-CT 评估患者全身情况。另外，研究显示 PET-CT 对于放化疗或靶向治疗的疗效评价也有一定价值，但亦不做常规推荐。在部分胃癌组织学类型中，肿瘤和正常组织的代谢之间呈负相关联系，如黏液腺癌、印戒细胞癌、低分化腺癌通常是 18F-FDG 低摄取的，故此类患者应慎重应用。

2.4.16 哪些胃恶性肿瘤患者需要做基因检测？

Ⅰ级推荐所有胃腺癌患者进行 HER2 检测，评估 MSI/dMMR 状态。

Ⅱ级推荐考虑进行 PD-1/L1 抑制剂治疗的胃癌患者进行 PD-L1 表达状态检测。

Ⅲ级推荐 NTRK 融合基因检测。

对于标准治疗失败的晚期胃癌患者可以进行二代测序（NGS）检测寻找潜在的治疗靶点。

2.4.17 胃肠道间质瘤需要注意哪些基因突变位点？

大约 80% 的胃肠道间质瘤存在 KIT 受体酪氨酸激酶编码基因发生突变；另外 5%～10% 的胃肠道间质瘤存在 PDGFRA 受体酪氨酸激酶编码相关基因发生突变。KIT 和 PDGFRA 突变的存在和类型与预后明显相关性。

伴有 SDH 突变的 GIST 通常发生在年轻个体的胃部，常发生转移，可能累及淋巴结，通常生长缓慢。SDH 缺陷肿瘤可能从舒尼替尼或瑞戈非尼治疗中获益。

2.4.18　为什么胃恶性肿瘤需要检测 HER2 表达？有哪些检测方法？有什么意义？

人表皮生长因子受体 2（HER2）是一种参与正常细胞生长的蛋白，它存在于所有细胞表面，当数量较高时，会导致细胞生长和分裂，这被称为 HER2 阳性、过表达或扩增。胃癌中 HER2 的含量可能更高。如果肿瘤产生过多 HER2，可以接受一种称为曲妥珠单抗的靶向治疗或生物类似药。

对于考虑使用曲妥珠单抗治疗不能手术的局部晚期、复发性或转移性胃腺癌患者，建议使用免疫组化（IHC）和荧光原位杂交（FISH）或其他原位杂交（ISH）方法进行肿瘤 HER2 过度表达评估。NGS 提供了同时评估众多突变的机会，以及扩增、缺失、肿瘤突变负荷和微卫星不稳定状态等不稳定性状态。当可用的诊断组织有限或患者无法接受传统活检时，可以考虑使用 NGS 代替单一生物标志物的序贯检测。需要注意的是，应首先考虑金标准检测（IHC/ISH），其次可考虑进行进一步的 NGS 检测。对于进展期/转移性胃腺癌患者，可以考虑在临床或影像学进展时进行重复的生物标志物检测。

2.4.19　为什么胃恶性肿瘤需要检测微卫星不稳定性（MSI）或错配修复检测（MMR）？

对于所有新确诊的胃癌，应通过聚合酶链反应（PCR）进行 MSI 的通用检测或通过 IHC 进行 MMR 的通用检测。微卫星不稳定性（MSI）是由 DNA 错配修复（MMR）蛋白功能缺陷导致，与多种肿瘤发生发展、预后及疗效预测密切相关。具有微卫星不稳定的胃癌称为微卫星不稳定性胃癌。由于微卫星不稳定性胃癌具有特定的临床特征和临床行为，与微卫星稳定性胃癌不同，因此明确胃癌患者的微卫星状态对不同患者进行针对性的治疗有重要意义。

2.4.20　为什么胃恶性肿瘤需要进行 PD-L1 检测？

程序性死亡配体 1（PD-L1）是一种免疫蛋白，这种蛋白可以导致免疫细胞忽略癌细胞，抑制抗肿瘤免疫反应。如果肿瘤样本中有（表达）PD-L1 蛋白，可能可以接受化疗和免疫治疗相结合的治疗，从而激活免疫系统，以更好地抵抗癌细胞。对于适合接受免疫治疗的局部晚期、复发性或转移性胃癌患者，可考虑进行 PD-L1 检测。

2.5

胃恶性肿瘤的分型与分期

2.5.1 胃恶性肿瘤的大体分型有哪些？有什么意义？

1) 早期胃癌的大体分型

早期胃癌是指癌组织限于黏膜和黏膜下层，不论是否有淋巴结转移，也不论癌灶面积大小。

（1）按肿瘤肉眼形态分：① Ⅰ型或隆起型；②Ⅱ型或浅表型（Ⅱa为浅表隆起型，Ⅱb为浅表平坦型，Ⅱc为浅表凹陷型）；③Ⅲ型或凹陷型；④混合型。

（2）早期胃癌的特殊表现：① 小胃癌指早期胃癌直径在 0.6～1.0 cm；② 微小胃癌指早期胃癌直径≤0.5 cm；③ 一点癌指胃黏膜活检为胃癌，而手术切除标本经连续切片检查未能再发现癌组织；④ 原位癌指癌组织仅限于腺管内未突破腺管基底膜；⑤ 多发型早期胃癌指在胃内发生 2 个以上早期癌灶；⑥ 残胃癌指胃部分切除术后残留胃组织发生的癌变。

2) 进展期胃癌的大体分型

癌组织浸润已达肌层或更深层者，又称中晚期胃癌。Borrmann 分型应用较广泛，根据肿瘤外观形态分为 5 型。

（1）Borrmann Ⅰ型：结节蕈伞型。

（2）Borrmann Ⅱ型：局限溃疡型。

（3）Borrmann Ⅲ型：浸润溃疡型。

（4）Borrmann Ⅳ型：弥漫浸润型。

（5）Borrmann Ⅴ型：不能分型。

2.5.2 胃恶性肿瘤的组织学分型有哪些？有什么意义？

（1）胃癌组织学 WHO 的分类方法（1979 年）目前应用较为广泛：

① 腺癌（按组织分化程度分为高分化、中分化、低分化）：包括乳头状腺癌、管状腺癌、黏液腺癌、印戒细胞癌。

② 腺鳞癌。

③ 鳞状细胞癌。

④ 类癌。

⑤ 未分化癌。

⑥ 不能分类的癌。

（2）胃癌组织学 Laurén 分型：

① 肠型。

② 弥漫型。

③ 混合型。

2.5.3　什么是"一点癌"？

胃癌病灶最大直径在 0.5 cm 以下者称为微小胃癌，在 0.5～1.0 cm 者称为小胃癌。"一点癌"也属微小胃癌范围之内，即胃黏膜活检诊断为癌，但癌细胞仅存在于黏膜或表皮内，尚未达到深层组织，在手术切除标本时，虽经全面仔细的病理检查也找不到癌组织时称之为"一点癌"。

我们可以理解为"一点癌"是刚形成不久的初生癌。"一点癌"病人临床上可无任何症状。"一点癌"患者经过正规治疗，一般均能获得痊愈。

2.5.4　什么是"皮革胃"？

皮革胃又称为革囊胃，是胃癌的一种类型。胃癌生长方向并不是向胃腔内突出，而是向黏膜下层、肌层、浆膜层浸润，最终使得胃黏膜皱襞消失，胃腔缩小，胃壁全层增厚、变硬，坚如皮革，故而得名"皮革胃"。

病人症状主要表现为纳差、早饱。但是肿瘤即使已经深入肌层，胃腔内病灶也可能并不明显，所以胃镜常常不能及时发现病灶而造成漏诊。如怀疑"皮革胃"者，行钡餐检查有助于明确诊断。

2.5.5　什么是"库肯勃瘤"（Krukenberg 瘤）？

Krukenberg 瘤指卵巢转移性肿瘤，主要由胃肠道恶性肿瘤通过播散、种植、血行转移至卵巢，在卵巢中形成恶性肿瘤，并非卵巢原发肿瘤。临床上病人会出现腹胀、腹痛、下腹部不适的症状，且 Krukenberg 瘤是富血供肿瘤，会出现腹水，病人会感觉腹胀、腹部膨隆。医生通常会建议患者进行腹部和盆腔的 CT 检查、B 超检查以及血液肿瘤学指标检查，同时还需结合患者既往病史，特别是恶性肿瘤病史，从而明确诊断。

2.5.6 什么是印戒细胞癌?

印戒细胞癌是一种组织学分型,这种分型最初是源于肿瘤的镜下特征而非其生物学行为。镜下显示肿瘤细胞胞质丰富、充满黏液,核被挤压于胞质一侧呈"印戒"样,因而得名,是一种特殊类型的黏液分泌型腺癌,常发生于胃肠道、乳腺、膀胱及前列腺等部分。

胃印戒细胞癌是一种恶性度较高的低分化腺癌,易在胃壁呈弥漫浸润性生长,侵袭力强,转移率高,经常到了晚期才被发现。胃印戒细胞癌是一种含有大量黏液的特殊胃癌类型。早期胃印戒细胞癌多发生于年轻女性,大体类型以凹陷型为主,黏膜内癌所占比例多。进展期胃印戒细胞癌在临床上倾向于弥漫性浸润,且常伴有明显的纤维化或硬化。

2.5.7 贲门癌属于胃癌还是食管癌?它有什么特点?

贲门癌是一个旧的名词,现在已经归入食管胃结合部癌的范畴,又称食管胃结合部癌,即发生在胃和食管交界部位的恶性肿瘤,其肿瘤生物学行为类似于胃癌,但又部分具有食管腺癌的特点,是一种预后较差的消化道恶性肿瘤。主要临床表现为吞咽困难、食物反流、声音嘶哑,严重时还可能出现上消化道出血,患者因此出现呕血、贫血、休克等问题。

2.5.8 胃肠道间质瘤是恶性肿瘤吗?

胃肠道间质瘤(GIST)是胃肠道最常见的一类起源于胃肠道间叶组织的肿瘤。此处提到的"间叶组织"是组织学和病理学上的一个术语,指的是胚胎发育时,由中胚层的间充质分化发育来的组织的统称,例如结缔组织、脂肪组织、脉管组织、骨及软骨组织、黏液组织、淋巴造血组织、横纹肌及平滑肌组织、滑膜等均属于间叶组织。

胃肠道间质瘤不能简单地判定为良性或是恶性。短时间看,GIST 像是良性的,但随着时间的推移,几乎所有的 GIST 都会出现恶性行为,如不断变大、发生转移、术后复发等。因此,可以认为 GIST 是具有恶性潜能的肿瘤,其恶性潜能的高低由肿瘤大小、部位和病理结果来决定。恶性潜能越高,致死可能越大。

2.5.9 胃恶性肿瘤应该如何分期?

癌症分期是描述首次诊断时癌症程度的方法。美国癌症联合委员会(AJCC)创建了一个分期系统——TNM 分期系统，以确定癌症的扩散程度、位置以及所属的亚型。在这个系统中，字母 T、N 和 M 描述了癌症生长的不同区域：

肿瘤（T）：原发肿瘤在哪里？扩散到胃壁和邻近器官有多深？

淋巴结（N）：肿瘤是否扩散到淋巴结？如果有的话，扩散到了哪里的淋巴结和影响到了多少淋巴结？（关于淋巴结更多信息可阅读淋巴结以及淋巴结转移到底是怎么回事）

转移（M）：癌症已经转移到身体的其他部位了吗？最常见的胃癌远处转移部位是肝脏、腹膜（消化器官周围的内壁）和远处淋巴结。不常见的扩散部位包括肺和脑。

• 胃癌的 T 描述了癌症在胃壁浸润的程度：

TX：主要（原发）肿瘤无法评估。

T0：没有发现主要肿瘤的迹象。

Tis：癌细胞仅位于黏膜最内层（胃的最内层），并没有生长到更深层组织，如黏膜固有层或黏膜肌层。这一阶段又称为原位癌。

T1：癌细胞仅限于黏膜层或黏膜下层。

T1a 期：癌细胞生长到固有层或黏膜肌层。

T1b 期：癌细胞生长在固有层和黏膜肌层并长入黏膜下层。

T2：癌细胞生长到了固有肌层。

T3：癌细胞生长到了浆膜层。

T4：癌细胞生长到了浆膜层，并可能生长到附近的器官（脾、肠、胰腺、肾脏等）或其他结构如大血管。

T4a：癌细胞突破浆膜层长到了胃外面，但没有生长到附近的任何器官或结构。

T4b：癌细胞不仅突破浆膜层长到了胃外面，而且扩散到了附近的器官或结构。

• 胃癌的 N：描述的是原发肿瘤的淋巴结转移情况。

NX：附近（区域）淋巴结无法评估。

N0：未扩散到附近的淋巴结。

N1：癌症已经扩散到附近 1～2 个淋巴结。

N2：癌症已经扩散到附近 3～6 个淋巴结。

N3：癌症已经扩散到附近 7 个或更多淋巴结。

N3a：癌细胞已经扩散到附近 7～15 个淋巴结。

N3b：癌细胞已经扩散到附近 16 个或更多淋巴结。

• 胃癌的 M：描述的是原发肿瘤远处转移的情况。

M0：无远处转移（癌细胞没有扩散到远处器官或部位，如肝、肺、脑）。

M1：有远处转移（癌细胞扩散到远离胃的器官或淋巴结）。

第 8 版 UICC 及 AJCC 胃癌病理学 TNM 分期（pTNM）

	N0	N1	N2	N3a	N3b	任何 N，M1
Tis	0					Ⅳ
T1	Ⅰ A	Ⅰ B	Ⅱ A	Ⅱ B	Ⅱ B	Ⅳ
T2	Ⅰ B	Ⅱ A	Ⅱ B	Ⅲ A	Ⅲ B	Ⅳ
T3	Ⅱ A	Ⅱ B	Ⅲ A	Ⅲ B	Ⅲ C	Ⅳ
T4a	Ⅱ B	Ⅲ A	Ⅲ A	Ⅲ B	Ⅲ C	Ⅳ
T4b	Ⅲ A	Ⅲ B	Ⅲ B	Ⅲ C	Ⅲ C	Ⅳ
任何 N，M1	Ⅳ	Ⅳ	Ⅳ	Ⅳ	Ⅳ	Ⅳ

第 8 版 UICC 及 AJCC 胃癌临床 TNM 分期（cTNM）

	N0	N1	N2	N3	任何 N，M1
Tis	0				ⅣB
T1	Ⅰ	Ⅱ A	Ⅱ A	Ⅱ A	ⅣB
T2	Ⅰ	Ⅱ A	Ⅱ A	Ⅱ A	ⅣB
T3	Ⅱ B	Ⅲ	Ⅲ	Ⅲ	ⅣB
T4a	Ⅱ B	Ⅲ	Ⅲ	Ⅲ	ⅣB
T4b	Ⅳ A	Ⅳ A	Ⅳ A	Ⅳ A	ⅣB
任何 N，M1	ⅣB	ⅣB	ⅣB	ⅣB	ⅣB

2.5.10 胃恶性肿瘤为什么要先分期后治疗？

胃癌被诊断出来后，需要进行检查，以确定癌症位于何处、是否仅限于胃内，或扩散到胃附近的组织或扩散到身体远处部位。用来诊断癌症是否扩散到胃内或扩散到身体的其他部位的过程叫分期。从分期过程中收集的信息决定了疾病的分期。

肿瘤分期是一种标准化的语言，便于医生与医生之间有共同的科学的评估体系，也便利于医患沟通以及患者和患者之间的沟通。分期的作用和意义主要如下：

（1）判断病人预后（治愈的机会和存活时间）：总体上讲，处于同一种分期期别里的病人，其大致的自然生存期是比较一致的（当然也和患者的总体健康水平有关）。病人的分期越晚，生存时间相对越短。从Ⅰ期到Ⅳ期的病人，存活的时间越来越短。

（2）了解治疗方式的疗效：只有同样的癌症种类和分期的患者，才能比较迄今为止都有哪些治疗方式可以选择，各自的疗效如何，才能对以后病人的治疗给出有根据的最好的治疗建议。

（3）对治疗的效果进行预测：确定分期，选择适合的特定的治疗方式，就可预判治疗的效果，如有效率是多少、平均的存活时间是多长，并可预估治疗的副作用都有哪些。

（4）选择合适的治疗方法：不同的分期对应着不同的治疗方式或治疗方式的组合，只有明确了分期，才能在多种治疗方法中确定合适的治疗方式和策略。

2.5.11　胃恶性肿瘤最常见的转移部位有哪些？有什么样的临床表现？

最常见的胃癌远处转移部位是肝脏、腹膜（消化器官周围的内壁）和远处淋巴结。胃癌转移至肝脏可引起右上腹痛、黄疸和（或）发热，可致肝大，甚至出现腹腔积液；腹膜播散者常见腹腔积液、腹胀、腹痛；有远处淋巴结转移时或可扪及左侧锁骨上淋巴结肿大，质硬不活动。

2.6

胃恶性肿瘤的抗肿瘤治疗

2.6.1　什么是胃癌根治术？哪些胃恶性肿瘤患者可以进行胃癌根治术？

手术切除是胃癌的主要治疗手段，也是目前治愈胃癌的唯一方法。胃癌手术分为根治性手术与非根治性手术。根治性手术应当完整切除原发病灶，并且彻底清扫区域淋巴结，主要包括标准手术、改良手术和扩大手术；非根治性手术主要包括姑息手术和减瘤手术。

（1）标准手术是以根治为目的，要求必须切除 2/3 以上的胃，并且进行 D2 淋巴结清扫。（2）改良手术主要针对分期较早的肿瘤，要求切除部分胃或全胃，同时进行 D1 或 D1＋淋巴结清扫。（3）扩大手术包括联合脏器切除或（和）D2 以上淋巴结清扫的扩大手术。

原则上没有远处转移的 M0 期的胃恶性肿瘤患者在综合评估全身情况及重要脏器功能后均可进行根治性手术。仅限于黏膜的 Tis 或 T1 肿瘤（T1a）如果符合适当的标准，可能适合行内镜治疗。T1b～T3 期的患者需行足够的胃切除，以实现显微镜下阴性切缘以及淋巴结切除术。T4b 肿瘤需要整块切除受累结构。胃切除术应包括区域淋巴结：胃周淋巴结（D1）和伴随腹腔干血管的淋巴管（D2），目标是至少检查 16 个或更多的淋巴结。

2.6.2 哪些胃恶性肿瘤患者需要进行姑息性手术？

姑息性手术的治疗原则为减轻机体对肿瘤的负荷，提高患者生存质量，并减少胃癌后期出现的梗阻、穿孔、出血等并发症，并不是彻底清除肿瘤。

对于临床已证实有远处转移，如锁骨上淋巴结转移，直肠指诊触及直肠膀胱（子宫）窝有肿物，B 超、CT 或胸片证实有肝或肺转移者，以及剖腹探查发现腹壁已有弥漫性种殖转移，肝脏有转移灶，肿瘤已侵犯胰腺实质或已累及肠系膜上动脉，盆腔已有肿物种殖，腹主动脉旁已有淋巴结转移者，都属不可能行根治性切除的范围，如出现梗阻、不可控制的出血等，可酌情行姑息性手术，包括胃姑息性切除、胃空肠吻合短路手术和空肠营养管置入术等。

2.6.3 腹腔镜手术与开腹手术，应该如何选择？

腹腔镜手术的优点相比开腹手术，优势在于它是一种微创手术，切口特别小，也减轻了患者的心理压力。手术中出血少，术后恢复快，无需使用镇痛药，恢复后疤痕比较小。腹腔镜手术的缺点在于在手术过程中的视野较小，一般比较复杂的情况没有办法看到，针对一些简单的手术可以选择，可对于比较复杂的问题，还是需要考虑通过开腹手术进行。腹腔镜手术是目前一种出血量少的手术。

开腹手术的优点在于它的视野会比腹腔镜手术好，在手术过程中能够清晰地看到复杂的病症，尤其是比较复杂严重的疾病，必须进行手术才能够解决。而它的缺点就在于恢复慢，出血量大，手术过程中承担的风险多，给患者心理上造成了很大的压力。

腹腔镜手术与开腹手术各有优缺点，应根据具体情况来选择。随着手术经验的不断丰富以及微创手术技术的不断发展，越来越多的临床研究证实，腹腔镜微创手术与传统开腹手术相比，术后病死率、并发症率更低，恢复更快，住院时间更短。

2.6.4 远端胃切除术、胃大部切除术与全胃切除术有什么区别？

胃癌手术的类型决定于肿瘤的位置、体积、侵犯深度、临床分期、病理类型、淋巴血管侵犯情况以及根治程度。

全胃切除术，是指手术将整个胃全部切除，然后进行消化道重建。

近端胃切除术，指切除胃近端及胃贲门部后，胃远端与食管吻合。对于胃上部的肿瘤，如果保留一部分胃，必须满足极为苛刻的条件才能考虑做保留部分胃组织的近端胃切除术。如果近端胃切除术切除范围不够，容易导致手术切缘癌残留、淋巴结清扫不完全等。另外，近端胃切除术还会因为食管残胃直接吻合而发生很严重的术后反流。

远端胃切除术，是指单纯切除胃远端，同时做周围淋巴结清扫。术后仍需要进行消化道重建，旨在保留胃的部分分泌功能。

2.6.5　D1 淋巴结清扫与 D2 淋巴结清扫有什么区别？

D1 清扫需要切除胃和大网膜及小网膜（包括沿贲门左右侧、胃小弯和胃大弯、沿胃右动脉的幽门上和幽门下区分布的淋巴结）。

D2 清扫是在 D1 清扫的基础上加上胃左动脉、肝总动脉、腹腔动脉和脾动脉的所有淋巴结。

2.6.6　什么是 R0 切除？

恶性肿瘤病人切除术后的预后与肿瘤是否完全切除关系紧密。早在 1978 年，美国肿瘤联合会（AJCC）首次引入残留肿瘤分级（R 分级）概念。如今 R 分级已经广泛应用于胃癌、结直肠癌和非小细胞肺癌等恶性肿瘤切除的评估中。

恶性肿瘤切除术的根治程度，即残留肿瘤分级是评价恶性肿瘤切除后肿瘤残留状况的一个指标，以肿瘤完全切除（R0）、显微镜下残留（R1）和肿瘤肉眼残留（R2）表示。

肿瘤完全切除（R0）是指在显微镜下切缘找不到癌细胞，肉眼或镜下均没有癌细胞残留，病灶被完整切除。肿瘤根治性切除、达到期望的 R0 切除的要求，可使恶性肿瘤患者尽可能获得长期存活率。但是，虽然肿瘤的 R0 切除优于 R1，但并不是手术切除的范围越大越好，一味地扩大手术范围并不能提高生存率，反而可能增加并发症的发生，给身体造成严重的损伤。

2.6.7　胃恶性肿瘤手术的并发症有哪些？

（1）术后胃出血：胃大部分切除术后，可有少许暗红色或咖啡色胃液自胃管抽出，一般 24 小时以内不超过 300 mL，以后胃液颜色逐渐变浅变清，出血自行停止。若术后不断抽出新鲜血液，24 小时后仍未停止，则为术后出血。

（2）胃排空障碍：术后拔除胃管后，病人出现上腹持续性饱胀、钝痛，并呕吐带有食物和胆汁的胃液。

（3）十二指肠残端破裂：临床表现为突发上腹部剧痛，发热、腹膜刺激征及白细胞计数增加，腹腔穿刺可有胆汁样液体。一旦确诊，应立即手术。

（4）碱性反流性胃炎：指由幽门括约肌功能失调或行降低幽门功能的手术等原因造成含有胆汁、胰液等十二指肠内容物反流入胃，在胃酸作用下，破坏胃黏膜屏障，引起 H＋弥散增加，而导致的胃黏膜慢性炎症。

（5）倾倒综合征：由于幽门对胃对食物的控制能力丧失，进食大量食物后骤然进入小肠，使病人感到上腹饱满，不适，恶心，呕吐，头晕，乏力，出汗，心悸，衰弱，血压稍高，面色苍白，一般休息 10～20 分钟可以缓解。

（6）营养性并发症：由于胃大部分切除术后，胃容量减少，容易出现饱胀感，使得摄入量不足，引起体重减轻、营养不良。

2.6.8　胃恶性肿瘤手术治疗后还会复发吗？

不仅是胃癌，任何一种恶性肿瘤都存在一定复发率。胃癌术后复发率与疾病本身分期、病理分型、术后治疗，以及生活习惯、心理因素等密切相关。传统胃癌分期分为早期和进展期，早期胃癌是指癌细胞局限于黏膜和黏膜下层，不管是否具有淋巴结转移；进展期胃癌称为中晚期胃癌，是癌细胞已经突破黏膜下层到达肌层和浆膜层。根据 TNM 分期还可以分为Ⅰ期、Ⅱ期、Ⅲ期和Ⅳ期，Ⅰ期和Ⅱ期对应早期胃癌，预后相对较好；Ⅲ期和Ⅳ期对应进展期胃癌。

胃癌患者如果是在早期进行手术，将患处切除，5 年内复发率较低，大概在 10％。如果患者在中期或偏晚期，即Ⅱ～Ⅲ期进行手术，复发率较高，可以达到 50％～70％，患者术后还要通过化疗、放疗等综合治疗控制病情。Ⅳ期肿瘤即存在肝、肺、胰腺或骨骼等脏器的远处转移，可能没有手术机会，5 年生存率仅为 2％，但具体情况还要因人而异。

2.6.9　胃恶性肿瘤术后复发的患者还能再次接受手术治疗吗？

胃癌术后肿瘤复发分两种情况：一种是局部复发，另一种是局部复发并远处转移，一般来说只是在局部复发的胃癌多数还可以再进行二次手术切除，对胃癌术后复发进行二次术如果能够将复发病灶完全切除，还是可以获得比较满意的长期生存时间的。

对于大多数胃癌局部复发并转移的患者是不能进行再次手术的，患者从再次手术中并不能获益。但对于少数患者仅有单发的肝、肺或腹盆腔的寡转移，接受一段时间的化疗之后，转移灶能够稳定，且不再出现新的转移灶，还是可以考虑对其进行切除的，这类患者往往可以从手术中获益。

一般来说，二次手术由于患者经历了一次手术，腹腔存在粘连、解剖学的改变等情况会导致手术困难性及风险大大增加。

2.6.10　什么是新辅助化疗？哪些患者适合进行术前新辅助化疗？

新辅助化疗指的是诱导化疗，也被称为手术前的全身化疗，是指为降低肿瘤临床分期，提高切除率，在手术或手术加局部放射治疗前，首先进行全身化疗，其主要目的是使患者体内的肿瘤病灶体积缩小或提前消灭看不见的转移癌细胞，有助于改善手术前的状态并为后续手术或放疗创造有利条件。

对无远处转移的局部进展期胃癌（T3/4、N＋），推荐新辅助化疗，应当采用铂类与氟尿嘧啶类联合的 2 药方案，或在 2 药方案基础上联合紫杉类组成 3 药联合的化疗方案，不宜单药应用。新辅助化疗的时限一般不超过 3 个月，应当及时评估疗效，并注意判断不良反应，避免增加手术并发症。术后辅助治疗应当根据术前分期及新辅助化疗疗效，有效者延续原方案或根据患者耐受性酌情调整治疗方案，无效者则更换方案或加用靶向药物如阿帕替尼等。

2.6.11　什么是术后辅助治疗？哪些患者需要进行术后辅助治疗？

术后辅助化疗是高风险的肿瘤患者术后降低复发风险、提高生存率的有效手段，临床上，大多数需要辅助化疗的患者会在手术后 30～40 天内开始化疗。辅助化疗适用于 D2 根治术后病理分期为 Ⅱ 期及 Ⅲ 期者。Ⅰa 期不推荐辅助化疗；Ⅰb 期胃癌是否需要进行术后辅助化疗，目前并无充分的循证医学证据，但淋巴结阳性患者（pT1N1M0）可考虑辅助化疗；pT2N0M0 的患者，年轻（＜40 岁）、组织学为低分化、有神经束或血管、淋巴管浸润因素者进行辅助化疗，多采用单药，有可能减少复发。辅助化疗方案推荐氟尿嘧啶类药物联合铂类的 2 药联合方案。对体力状况差、高龄、不耐受 2 药联合方案者，考虑采用口服氟尿嘧啶类药物的单药化疗。

2.6.12　胃恶性肿瘤手术后多久可以进行全身治疗？

大多数需要辅助化疗患者会在手术后的 30～40 天内开始化疗。

2.6.13　胃恶性肿瘤常见化疗药物有哪些？

卡培他滨、替吉奥、氟尿嘧啶、紫杉类、奥沙利铂等。

2.6.14 氟尿嘧啶、卡培他滨与替吉奥之间有何区别与联系？该如何选择？

氟尿嘧啶类药物氟尿嘧啶、卡培他滨、替吉奥都是临床上使用非常普遍的化疗药物，氟尿嘧啶在体内转化成的产物—磷酸脱氧核糖氟尿嘧啶核苷（FdUMP）与dUMP结构相似，导致其可代替胸苷酸合酶（TS）和四氢叶酸形成稳定的复合物，体内因胸苷酸合酶（TS）缺乏导致了胸腺嘧啶核苷酸合成受阻，进而导致DNA合成过程受阻，从而杀伤肿瘤。卡培他滨是氟尿嘧啶的前药，卡培他滨相比氟尿嘧啶的最大优点是可口服给药且在肿瘤组织中活化的氟尿嘧啶浓度高。替吉奥主要成分替加氟与卡培他滨类似，也为氟尿嘧啶的前药。替加氟药理学显示，其作用机理、疗效及抗瘤谱与氟尿嘧啶相似，但作用持久，吸收良好，毒性较低。化疗指数为氟尿嘧啶的2倍，毒性仅为氟尿嘧啶的1/4～1/7。

替吉奥与卡培他滨同为氟尿嘧啶的前药，在如下问题上有所区别：

（1）适应证

替吉奥批准用于不能切除的局部晚期或转移性胃癌，仅用于适合使用替吉奥与顺铂联合化疗的患者。另据临床用药须知提示，替吉奥可用于晚期头颈癌。

卡培他滨批准用于结直肠癌的辅助化疗、转移性结直肠癌的一线化疗、联合多西他赛治疗含蒽环类药物化疗方案治疗失败的转移性乳腺癌、单药治疗对紫杉醇及含蒽环类药物化疗方案均耐药或对紫杉醇耐药和不能再使用蒽环类药物治疗的转移性乳腺癌、不能手术的晚期或者转移性胃癌。

（2）服用时机

替吉奥：基础研究发现，空腹服药可改变奥替拉西钾的生物利用度，导致其对氟尿嘧啶磷酸化的抑制作用减弱，从而降低该药的抗肿瘤作用，故须餐后服用。

卡培他滨：所有的临床试验中，都指导患者在餐后30分钟内服用卡培他滨，现有的安全性和疗效资料是基于与食物一同服用，因此建议卡培他滨与食物一同服用。

（3）不良反应

替吉奥：与传统的口服氟尿嘧啶类药物不同，替吉奥的剂量限制毒性（DLT）是骨髓抑制，其他重要不良反应包括溶血性贫血、食欲减少，可能导致重度肝功能异常，如暴发性肝炎。

卡培他滨：常见的不良反应包括厌食、胃肠道反应（必须预防脱水，并且在脱水出现时及时纠正）、疲劳困倦及手足综合征。

综上所述，两种药物均为5-FU的前体药物，在体内酶的作用下转化为5-FU，进而发挥抗肿瘤作用。其中，替吉奥通过提高 5-FU 血药浓度增加疗效，卡培他滨通过增加肿瘤细胞内 5-FU 的浓度增加疗效。理论上来说，二者在临床治疗中可以互换使用，也有大量文献报道对比两种药物在进展期胃癌、老年晚期胃癌、结直肠癌、蒽环或紫杉耐药的晚期乳腺癌等疾病中的疗效及安全性，大多临床试验提示二者疗效相当，安全性方面，替吉奥的不良反应发生率低于卡培他滨，替吉奥可能是老年晚期胃癌患者的较佳选择。

因此，在晚期或转移性胃癌的治疗中，若患者不能耐受替吉奥或卡培他滨的不良反应，可替换为另一种药物继续治疗。然而，在结直肠癌、耐药的晚期乳腺癌等疾病的治疗中，通常不建议临床互换使用，在确需用药的情况下，应遵循说明书用药相关规定。

2.6.15　奥沙利铂和顺铂之间有何区别与联系？该如何选择？

奥沙利铂与顺铂均是铂类抗肿瘤药物，铂类是一种细胞周期的非特异性药物，是一种广谱的烷化剂细胞毒性药物。不同类型的铂类药物与 DNA 的结合途径及位置存在差异，但其作用机理是相同的。

顺铂具有"高效、高毒"的特点，对癌细胞的抑制率可达 $61\%\sim98\%$，疗效较好，但同时毒性也很强，会导致一些严重的副作用。主要不良反应：（1）肾毒性：是顺铂最严重的毒副作用，患者用药 $1\sim2$ 周后可出现肾脏功能障碍，表现为肾小管损伤、血尿、血肌酐升高。随着注射时间、注射剂量的增加，毒性也会增加。（2）恶心呕吐：用药后 $1\sim2$ 小时可发生急性呕吐，可持续 1 周。（3）耳毒性：表现为耳鸣、耳聋、不可逆的高频听力丧失。可产生致命性肾衰，并致耳聋。（4）较轻的骨髓抑制。

奥沙利铂是第一个对结肠癌明显有效的铂类药物，主要应用于消化系统肿瘤。奥沙利铂等第三代铂类药是以"高效、低毒、不交叉耐药"为原则研发出来的，是第一个抵抗肿瘤细胞耐药性的铂类药物，对耐顺铂的肿瘤细胞也有作用，但同时也增加了神经毒性的风险。主要不良反应：（1）神经毒性：用药后可发生较严重的周围神经病变，包括急性和慢性神经毒性，多表现为手脚麻木。神经毒性副作用是剂量累积性的，会持续很长时间，一般在停止用药数月后才可缓解。（2）恶心呕吐：用药 $2\sim3$ 天内可发生恶心呕吐，之后逐渐减轻，10% 的患者用药后会出现严重的恶心和呕吐。（3）一定的骨髓抑制和胃肠道毒性。

根据 NCCN 和 CSCO 的胃癌指南，首选方案是氟尿嘧啶类＋顺铂两药化疗，仅次于这种方案的是氟尿嘧啶类＋奥沙利铂。顺铂是第一代铂类化合物，疗效强但毒副作用大，需要权衡使用；奥沙利铂是第三代铂类化合物，毒副作用较弱，适用于经评估不适合顺铂的患者。

2.6.16　什么是靶向治疗？当前哪些胃恶性肿瘤患者可以接受靶向治疗？

靶向治疗是一种癌症治疗方法，通过干扰癌细胞生长、分裂和扩散达到治疗肿瘤的目的。靶向治疗有时也被称为"分子靶向治疗""分子靶向疗法""精准医疗"或类似名称。

靶向疗法在很多方面与标准化疗不同：（1）靶向疗法作用于与肿瘤相关的特定分子靶点，而大多数标准化疗作用于所有迅速分裂的正常细胞和肿瘤细胞。（2）靶向治疗刻意选择并设计与特定的靶标相互作用，而大多数标准化疗是用于杀死细胞的。（3）靶向疗法通常具有细胞生长抑制作用（即阻断肿瘤细胞增殖），而标准化疗药物具有细胞毒性（即杀死肿瘤细胞）。

目前在中国获批适应证的限于抗 HER2 药物曲妥珠单抗，抗血管生成药物雷莫西尤单抗、阿帕替尼，尚缺乏针对其他靶点因疗效而获批的分子靶向药物。

曲妥珠单抗主要适用于 HER2 过表达（免疫组化染色呈＋＋＋，或免疫组化染色呈＋＋且 FISH 检测呈阳性）的晚期胃或胃食管结合部腺癌患者；推荐在化疗的基础上，联合使用分子靶向治疗药物。

2.6.17　什么是免疫治疗？当前哪些胃恶性肿瘤患者可以接受免疫治疗？

肿瘤免疫治疗是通过主动或被动方式使机体产生肿瘤特异性免疫应答，发挥其抑制和杀伤肿瘤细胞功能的治疗方法，具有特异高效、使机体免于伤害性治疗等优点。和手术、靶向、放化疗等传统的治疗方法本质不同，免疫疗法不是直接杀死癌细胞，而是调动体内能识别肿瘤的免疫细胞，提高人体内的免疫系统作战能力，靠它们来间接杀灭和控制癌症，副作用小，安全有效。肿瘤免疫治疗包括：免疫检查点抑制剂、肿瘤疫苗、细胞免疫细胞治疗以及非特异性免疫调节剂等。其中免疫检查点抑制剂是目前免疫治疗中最成熟、应用最广泛的一类。

免疫检查点抑制剂，通俗地说，当体内产生肿瘤细胞后，强大的免疫系统应该会识别并攻击它，但由于免疫细胞会产生抑制自身的蛋白小分子，这种分子会保证正常机体不被免疫系统误伤。然而肿瘤细胞也利用这种机制从人体免疫系统中逃脱存活下来。免疫检查点抑制剂类药物可解除这种抑制作用，让免疫细胞重新激活工作，消灭癌细胞。

免疫检查点抑制剂获批晚期胃癌三线治疗，单药疗效欠佳，PD-1 单抗联合化疗已成为晚期转移性胃癌一线治疗新标准。

2.6.18　什么是 ADC 药物？ADC 药物与传统化疗有什么区别？

抗体偶联药物（antibody-drug conjugate，ADC）是将单克隆抗体药物的高特异性和小分子细胞毒性药物的高活性相结合，用于提高肿瘤药物的靶向性，减少毒副作用。ADC 药物对靶点的准确识别性及非癌细胞不受影响性，极大地提高了药效并减少了毒副作用，备受医药研发领域人员的关注。

与传统的肿瘤治疗相比，ADC 药物表现出以下优势：

（1）特异性：ADC 的抗体部分可以直接准确地靶向癌细胞，与传统化疗相比，其更加精准且更具选择性，提供更高的疗效。

（2）治疗窗口及疗效增强：ADC 的化学药物有效载荷部分提供足够的细胞毒素来破坏癌细胞。由于 ADC 可以更精准、更有选择性地靶向癌细胞，因此 ADC 药物可以用更高的剂量给予患者，而相同剂量传统化疗则无法耐受。这样的细胞毒素充足程度进一步加强了 ADC 对肿瘤细胞的疗效。

（3）耐药性降低：经优化后的单抗与有效载荷的 ADC 组合可以通过修改部分 ADC 成分，包括改变 ADC 的细胞毒性有效载荷为不利于外排底物的毒素，修改连接符提高亲水性及修改连接符-细胞毒性结构，帮助减少甚至可能解决靶向药物（如 EGFR-TKI）耐药性或其自身耐药性问题。

（4）协同效应：ADC 得益于小分子药物强大的细胞毒性和单克隆抗体的高靶向能力的协同作用。施用 ADC 药物后，抗体部分特异性结合靶细胞。ADC 被肿瘤细胞吞噬后，进入溶酶体进行降解，而小分子细胞毒性药物以足够的量释放到细胞中从而杀死肿瘤细胞。

2.6.19　当前哪些胃恶性肿瘤患者可以使用 ADC 药物？

随着治疗策略的不断进步，关于 ADC 药物在胃癌治疗中的研究迅速发展。近年来，靶向 EGFR、HER-2、HER3、CLDN18.2、Mucin 1 等分子的治疗正在进行胃癌患者的临床试验，在治疗进展期胃癌方面显示出一定程度的疗效。其中 DS-8201、维迪西妥单抗等 ADC 药物均可用于治疗局部晚期或转移性胃癌。

2.6.20　使用 ADC 药物期间有哪些注意事项？

ADC 药物使用期间仍可能出现中性粒细胞减少、贫血、心脏不良反应、肝胆系统不良反应、消化道不良反应、神经系统不良反应、肌肉骨骼不良反应、输液反应等不良反应，需要密切关注并及时处理。大多数 ADC 治疗的严重或剂量限制不良反应是由细胞毒性药物和（或）其代谢物介导的，常见不良反应也和传统化疗所见重合较多，如与化疗联合使用，可能出现重叠毒性。由于 ADC 药物结构复杂且技术新颖，仍有许多尚未明确机制的独特反应，需要密切关注并与主治医生沟通。

2.6.21 什么是腹腔热灌注化疗（HIPEC）？当前哪些胃恶性肿瘤患者可以接受腹腔热灌注化疗（HIPEC）？

腹腔热灌注化疗（HIPEC）是指将含化疗药物的灌注液精准恒温、循环灌注、充盈腹腔并维持一定时间，是一种腹腔恶性肿瘤辅助治疗手段，也是对手术、放疗、化疗良好的治疗补充。在预防与治疗胃癌、结直肠癌、卵巢癌、腹膜假性黏液瘤、腹膜恶性间皮瘤、肝癌、胆管癌和胰腺癌等腹腔恶性肿瘤的腹膜转移及其并发的恶性腹水方面具有独特的效果。

HIPEC 是一种高选择的区域化疗，与全身静脉化疗相比，有明显的药代动力学优势：腹腔给药可增加腹腔内肿瘤病灶局部药物的作用浓度，代谢较慢，延缓药物清除；药物通过腹膜及肠系膜吸收，经门静脉系统直接汇入肝脏，因此对于肝脏的微小转移灶具有杀灭作用；腹膜-血浆屏障的存在能够延缓药物的吸收，使腹腔维持长时间高水平的药物浓度，由于肝脏首剂效应，化疗药物进入体循环的药量有限，减少了药物的全身毒副作用。

2.6.22 哪些胃恶性肿瘤患者需要进行放疗？

（1）术前放疗：对于可手术切除或潜在可切除的局部晚期胃癌，术前同步放化疗可获得较高的 R0 手术切除率，使肿瘤显著降期，从而改善长期预后。对于不可手术切除的局部晚期胃癌，术前同步放化疗可显著缩小肿瘤，使部分肿瘤转化为可切除病变，提高 R0 手术切除率而改善预后。在患者耐受性良好的前提下，可尝试术前同步放化疗联合化疗模式。

（2）术后放疗：① 手术切缘阳性者建议术后放疗；② R0 切除且淋巴结清扫<D2 范围者：术后病理 T3～T4 和/或淋巴结转移者建议术后同步放化疗；③ R0 切除且 D2 淋巴结清扫范围者：可考虑术后病理淋巴结转移者行术后同步放化疗。

（3）拒绝接受手术治疗或因内科疾病原因不能耐受手术治疗的胃癌患者。

（4）晚期胃癌的减症放疗：远处转移的胃癌患者，根据情况照射原发灶或转移灶，可达到缓解梗阻、压迫、出血或疼痛的目的，提高患者生存质量。仅照射原发灶及引起症状的转移病灶，照射剂量根据病变大小、位置及耐受程度判定。

2.6.23　什么是根治性放疗？什么是姑息性放疗？应该如何选择？

根治性放疗指应用肿瘤致死量的射线，全部消灭恶性肿瘤的原发和转移病灶，主要适用于对放射线敏感或中度敏感的肿瘤。

姑息性放疗指以减轻患者痛苦、改善症状及延长其生命为目的的放射治疗。临床上姑息性放疗又分为高度姑息放疗和低度姑息放疗两种。高度姑息放疗用于一般状况尚好的患者，所给剂量为根治量或接近根治量。低度姑息放疗用于一般状况较差或病已到晚期，只希望起到减轻患者痛苦的作用，剂量仅为根治量的 1/2 或 1/3。

姑息治疗主要用于：缓解疼痛，癌症骨转移及软组织浸润等可引起较剧烈的疼痛；缓解压迫症状，如肺癌引起的上腔静脉综合征等；促进病灶愈合，如皮肤癌等常恶性溃疡，放疗可使病灶缩小并促进其愈合；控制远处转移灶的发展，如肺癌颈部淋巴结转移等；止血，如鼻咽癌出血等。

2.6.24　哪些胃肠道间质瘤不需要治疗？

直径＜2 cm 的胃肠道间质瘤（GIST）统称为小 GIST。应根据肿瘤部位、临床表现、是否具有较高恶性潜能等，综合制定后续治疗方案。位于十二指肠、空回肠及结直肠等部位的小 GIST 一经发现建议尽早完整切除。起源于胃的小 GIST 生物学行为多呈惰性，对有临床症状或超声内镜（EUS）检查提示存在边界不规则、溃疡、囊腔、强回声和回声不均匀等高危因素的患者，建议积极行外科干预；若无上述危险因素，可选择规律性的随访观察。

2.6.25　哪些胃肠道间质瘤可以进行手术切除？

外科手术的目的是 R0 手术，完全切除肿瘤，包括完整的假包膜。建议肉眼切除边缘为 1 cm。肿瘤切除必须小心，以避免肿瘤破裂。应仔细检查腹膜和肝脏表面，以排除肿瘤扩散。除 SDH 缺陷型 GIST 或肉眼可见淋巴结受累外，无需进行淋巴结清扫。肠和胃局部切除（非解剖性切除/"楔形"切除）被广泛认可，避免了不必要的切除未受影响组织的侵入性手术。不可切除的影像学标准包括腹腔干、肠系膜上动脉或肠系膜动脉至门静脉浸润。

考虑到 GIST 淋巴结转移的发生率较低，通常不需要淋巴结切除术；然而，对已知 SDH 缺陷型 GIST 或已知异位相关 GIST 的患者，应考虑切除病理上增大的结节。

最终病理学检查发现切缘阳性，一般不适合再次手术切除。

2.6.26 胃肠道间质瘤手术前有哪些注意事项？

应在术前立即停用伊马替尼，并在术后患者能够耐受口服药物后尽快重新开始治疗。如果正在使用其他酪氨酸激酶抑制剂（TKI），如舒尼替尼、瑞戈非尼、瑞普替尼或阿伐普利尼，应在手术前至少 1 周停止治疗，并可根据临床判断或手术恢复情况重新开始治疗。

患有 SDH 缺陷或已知 SDH 突变的患者有患副神经节瘤的风险，因此在手术前应考虑对血清/尿中的儿茶酚胺/甲肾上腺素进行检测。

2.6.27 胃肠道间质瘤切除术后需要全身治疗吗？

尽管完全手术切除在大多数局限性 GIST 中是可行的，但约 40% 的患者会出现转移性复发。建议对有重大复发风险的患者（中或高风险）进行伊马替尼辅助治疗，复发风险根据解剖部位、肿瘤大小和有丝分裂计数综合评估。

2.6.28 如不能行手术切除，胃肠道间质瘤还有哪些治疗方法？

不可切除的胃肠道间质瘤全身治疗可考虑口服伊马替尼、舒尼替尼、瑞戈非尼等靶向药物，局部治疗包括减瘤手术、腹腔热灌注化疗等。

2.6.29 如何评价治疗效果？

评价抗肿瘤治疗效果目前主要依据实体肿瘤临床疗效评价（RECIST1.1），通过定期复查测量病灶大小评估治疗效果。检查测量手段包括 CT、MRI、X 片、超声、肿瘤标志物、细胞学检查、组织学检查等。肿瘤疗效评价大致分为完全缓解、部分缓解、疾病进展、疾病稳定和病情不明确 5 种情况。

2.7

胃恶性肿瘤相关并发症的诊断和治疗

2.7.1　胃恶性肿瘤患者为什么会有腹水？应该如何处理？

恶性腹水是晚期肿瘤患者常见的并发症之一，发生率为 15%～50%，多见于肝癌、胃癌、乳腺癌、胰腺癌、大肠癌等。一旦出现恶性腹水，患者的中位生存期将缩短至数月，甚至数周，1 年生存率低于 15%，而且严重影响患者的生活质量。

恶性腹水一般表现出疲劳、呕吐、食欲不振、呼吸喘促、腹部胀痛、足背水肿、日常活动耐受性降低等症状。当患者出现以上症状时，可进行超声检查，一般腹腔内有 300 mL 左右液体，彩超即可探查出，并且可以明确是不是腹水。

恶性肿瘤的腹腔、腹膜转移导致腹水有以下几种原因：（1）癌细胞阻塞淋巴管、血管血栓，淋巴、血液流动受阻，漏出性腹水；（2）腹膜转移，血管内皮细胞受损甚至恶性变化导致血管通透性增加，水分等物质过多的进入腹腔；（3）患者营养消耗、恶液质状态，血浆胶体渗透压降低，加重腹腔积液形成。以上这些恶性腹水的原因往往同时存在，互相交织。总体上说，目前没有任何一种方法能够强有效地控制恶性腹水，医生可能尝试多种方式。大方向上，恶性腹水源于恶性肿瘤，抗肿瘤治疗有效后腹水有可能得到缓解。具体方法包括：利尿剂治疗、腹腔穿刺引流、腹腔内灌注化疗＋热疗及全身抗肿瘤治疗。

对于患者居家管理而言，需要注意以下几点：（1）卧床休息：卧床休息一方面可以增加肝血流量，降低肝代谢负荷；另一方面可以使肾血流量增加，改善肾灌注，有利于腹水消退。（2）低盐、限水：低盐，每日食盐量 2～4 g；限水，每日摄入水量约 1～1.5 L。（3）高蛋白质、高热量饮食：低蛋白血症应及时补充蛋白质和维生素，肝性腹水应每天保证 2 000 kcal 以上的热量，以补充碳水化合物为主。（4）适量摄入脂肪、镁、锌：适量补充脂肪，补充含锌、镁丰富的食物，如瘦猪肉、牛肉、鱼类、绿叶蔬菜、乳制品等。（5）食物要新鲜可口、柔软易消化，无刺激性。

癌症晚期的恶性腹水治疗是一个复杂的过程，是以利尿、补充白蛋白、腹腔穿刺放液及联合抗肿瘤治疗为主的综合治疗。恶性腹水若治疗不及时，一方面会影响患者的生活质量，另一方面还会加速肿瘤的进展，患者应做到早发现、早治疗，调整饮食，提高免疫力，将风险降到最低，争取最大限度地延长生存时间。

2.7.2　胃恶性肿瘤患者为什么会贫血？应该如何处理？

贫血是指人体外周血红细胞容量减少，低于正常范围下限的一种常见的临床症状。由于红细胞容量测定较复杂，临床上常以血红蛋白（Hb）浓度来代替。中国血液病学家认为在中国海平面地区，成年男性 Hb<120 g/L、成年女性（非妊娠）Hb<110 g/L、孕妇 Hb<100 g/L 就被认定为贫血。

贫血的症状经常表现为疲乏，患者常常自述没有干什么体力活就感觉很疲惫困倦，想休息，感到虚弱无力，吃饭没有食欲，注意力很难集中，记忆力减退，脸色苍白，头晕心悸，易怒不安等。除上述这些症状以外，对于胃癌患者而言，贫血还有更加严重的危害：（1）由于贫血会导致供氧能力的削弱，使机体处于缺氧状态，而这种状态可间接促进肿瘤的生长和发展，使病情变得复杂；（2）贫血还会干扰抗肿瘤治疗的效果，比如降低放化疗治疗的敏感性、增加术后感染性并发症的发生风险等；（3）贫血引发的疲乏、注意力不集中、记忆力减退等症状对患者的心理和生理都有较大的负面影响，患者可能出现抑郁消极的情绪，生活质量也会大大降低。

胃癌患者发生贫血的风险非常高，大致有两个原因：肿瘤本身和抗肿瘤治疗。比如，肿瘤导致的失血、消化吸收障碍，化疗导致的骨髓抑制等都会引发贫血。（1）出血：出血通常可简单的分为急性出血和慢性出血。急性出血一般是局部肿瘤组织由于缺血出现了坏死或者脱落，其供血血管会出现破裂。若该血管供血量大，破裂时便会出现大量的急性出血，出现呕血、吐血、便血等症状。若该血管供血量小，持续出血时间长，就是慢性出血，长期出血之后会出现贫血。（2）营养不良：胃癌患者由于胃壁受到了损伤，对营养物质的吸收出现了问题，随着时间进展也可能会出现贫血。（3）骨髓造血组织破坏：胃癌患者如果出现了癌细胞骨转移，可能会破坏骨髓造血组织，影响机体造血功能，出现贫血。

肿瘤相关性贫血可分为 3 种治疗方法：（1）营养干预：营养不良引发的贫血常常是由于造血的原材料不足所引起的，所以应对方式就是进行营养干预，补充原材料即可。常见的造血原材料（营养素）有铁、维生素 B12、维生素 B6、叶酸等，只要按照医生处方进行补充即可。（2）促红细胞生成类药物：对于骨髓抑制导致的贫血，临床上常使用促红细胞生成类药物，常见的有促红细胞生成素，可刺激红细胞生成，改善贫血。（3）输血：由于输血有一定的弊端，一般建议只有促红细胞生成类药物无效或是急需纠正贫血的患者可考虑输血。

除了治疗外，患者也可从自身饮食上来改善贫血。（1）多食用富含铁的食物：富含铁的食物以动物食物为主，如动物血（鸭血、猪血）、动物内脏（猪肝、鸡肝）、瘦肉等；并注意在食用富含铁食物的同时，也要多摄入富含维生素 C 的食物，因为维生素 C 可以促进铁的吸收，比如酸枣、甜椒、豌豆苗、猕猴桃、西兰花等。（2）多食用富含维生素 B12 的食物：如鱼肉禽、动物肝脏、蛋类等。（3）多食用富含叶酸的食物：如动物内脏（肝脏、肾脏）、蛋类（鸡蛋、鸭蛋）、深绿色蔬菜（鸡毛菜、芦笋、油菜）等。

2.7.3　胃恶性肿瘤患者为什么会腹胀？应该如何处理？

胃癌患者之所以会出现腹胀这种不良症状，是因为胃癌导致了患者的肠胃蠕动能力变差，继而导致气体积聚诱发的；也有可能是由于患者在接受放化疗时出现了副作用，导致肠道菌群失调而诱发的。此外，晚期胃癌患者因为出现腹水，也会诱发腹胀的出现。

胃癌患者会诱发腹胀，是胃癌的主要临床表现之一。因为人体胃肠里存在很多细菌，而食物经过消化以后，细菌就会出现很多气体，这些气体会由于胃肠的正常蠕动而被排出患者的体外。不过，患者患上了胃癌以后，必然会导致胃肠蠕动能力变弱，从而导致气体无法正常地从患者的体内排出体外，这就诱发了腹胀的出现。另外，患上了癌症以后，患者在接受手术治疗前后，可能需要接受化疗或放疗，这些治疗方法也会对患者的肠道菌群造成一定的伤害，从而诱发菌群失调的出现，继而必然会进一步诱发腹胀的出现。另外，一些晚期胃癌患者因为病情恶化，会导致大量腹水的出现，这种情况也会诱发腹胀的发生。

胃癌患者腹胀难受的处理办法要根据原因的不同而不同。胃癌患者胃肠消化功能不好就会出现腹胀，可以口服促进胃肠蠕动、有助于消化的药，例如莫沙必利、吗丁啉、复方消化酶等药物。如果因为低蛋白血症或者癌症转移导致大量腹水引起腹胀，这时可以做腹腔穿刺置管术，将腹水从管道里引流出来暂时缓解腹胀的症状，同时还可以补充白蛋白，联合利尿治疗将过多的水分通过尿液排出体外。

最重要的还是抗肿瘤治疗，控制或消除肿瘤就可以从根本上解决腹胀的问题。患者如果能够耐受化疗可以给予有效的全身联合化疗；如果不能耐受化疗，同时也可以进行腹腔灌注化疗，也就是将化疗药直接注射到腹腔可以暂时缓解腹胀症状。

2.7.4　如何评估胃恶性肿瘤患者的营养状况和体能状态？

胃癌病人明确诊断后，须尽早进行营养风险筛查。推荐采用营养风险筛查量表2002（NRS—2002）作为营养风险筛查工具进行评分。NRS—2002 评分≥3 分者具有营养风险，NRS—2002 评分<3 分者无营养风险。

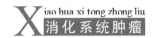

营养风险筛查 2002

（Nutritional risk screening 2002）

评分	内容
A. 营养状态受损评分（取最高分）	
1分（任一项）	近3个月体质量下降>5%
	近1周内进食量减少>25%
2分（任一项）	近2个月体质量下降>5%
	近1周内进食量减少>50%
3分（任一项）	近1个月体质量下降>5%
	近1周内进食量减少>75%
	体质量指数<18.5 kg/m² 及一般情况差
B. 疾病严重程度评分（取最高分）	
1分（任一项）	一般恶性肿瘤、髋部骨折、长期血液透析、糖尿病、慢性疾病（如肝硬化、慢性阻塞性肺疾病）
2分（任一项）	血液恶性肿瘤、重症肺炎、腹部大型手术、脑卒中
3分（任一项）	重症颅脑损伤、骨髓移植、重症监护、急性生理与慢性健康评分（APACHE Ⅱ）>10分
C. 年龄评分	
1分	年龄≥70岁

注：营养风险筛查评分：A+B+C；如果患者的评分≥3分，则提示患者存在营养风险。

对于存在营养风险的病人，应进一步进行营养评估。评估指标包括体重丢失量、体重指数（BMI）、去脂肪体重指数（FFMI）、血生化指标（如白蛋白）等，有条件时可采用病人主观整体评估量表（PGSGA）进行营养评估。

2.7.5　胃恶性肿瘤患者为什么会营养不良？应该如何处理？

胃癌是所有肿瘤中对营养影响最为严重的肿瘤。胃癌患者营养不良的主要原因：（1）疾病本身导致的厌食、抑郁相关性厌食使食物摄入减少。（2）机械性因素造成的摄入困难。（3）化疗药物毒性引起的吸收和消化障碍。（4）合并有分解代谢增加的因素，比如感染或手术治疗。（5）胃手术特有的影响：在所有胃肠道手术中，以胃手术的并发症最多、对营养与代谢的影响最大、持续时间最长，胃手术后患者鲜见肥胖及糖尿病就是一个最好的证明。其中胃肠道切除及改道引起的代谢改变及吸收障碍原来没有引起人们应有的重视，如铁、钙、维生素 A、维生素 B12、维生素 D 吸收障碍与缺乏，胃液丢失引起的脂肪、蛋白质及碳水化合物消化吸收障碍。上述 5 个因素使胃癌手术后营养不良变得严重、频发、持久而复杂，所以对大多数胃癌手术患者，营养支持的时间应该延长。

高达 80% 的胃癌患者会出现不同程度的营养不良。恶液质的发病率高达 65%～85%，超过了其他所有肿瘤，营养不良及恶液质发病率均占所有肿瘤的第一位。研究表明，营养不良是影响胃癌患者预后的独立危险因素，部分肿瘤患者的致死原因是营养不良及其相关并发症，而非肿瘤本身的侵袭与转移。

胃癌患者的饮食需要注意以下几点：

（1）胃癌手术后大部分胃被切掉了，残胃体积变小，引起患者消化、吸收功能改变，做好胃癌术后护理及健康指导可减轻症状。要控制进食速度，饮食定量、适量，宜清淡饮食，避免生、冷、硬、辛辣、酒等刺激性食物。多食蔬菜及水果，不食胀气及油脂食物，进食后最好躺下休息 15～20 min。

（2）进食量应由少到多、由稀到稠逐渐适应。进食时要细嚼慢咽，以减轻残胃的负担。可少食多餐，一般每天进食 5～6 次为好。每餐 50 g 左右，逐渐增加，至 6～8 个月恢复每日 3 餐、每餐 100 g 左右，1 年后接近正常饮食。忌过甜食物摄入，餐后休息 30 min 后再活动。

（3）化疗过程中因药物毒副作用将会影响患者食欲，应经常向患者宣传饮食治疗的意义及营养的重要性，嘱患者进食高蛋白、高维生素、易消化、少油腻的食物，少量多餐。化疗前做好解释工作，加强饮食护理，给予高热量、高维生素、高蛋白、易消化的流食或半流食，少量多餐。

（4）平时指导患者多吃水果、蔬菜，多饮水，保持大便通畅，并观察有无黑便、血便，发现异常及时到门诊或急诊就医。

（5）如有腹痛、反酸、嗳气甚至恶心、呕吐者及时检查，及早治疗。

2.7.6　胃恶性肿瘤患者为什么会便血或呕血？应该如何处理？

呕血指患者呕吐血液，由于上消化道（食管、胃、十二指肠、胃空肠吻合术后的空肠、胰腺、胆道）急性出血所致。黑便又称为柏油便，大便呈黑色或棕黑色，为上消化道出血最常见的症状之一。如果出血量较少，且出血速度较慢，血液在肠内停留时间较长，排出的粪便即为黑色；若出血量较多，在肠内停留时间较短，则排出的血液呈暗红色；出血量特别大，而且很快排出时也可呈鲜红色，可能是肿瘤直接出血或治疗引起的出血。如出现呕血或黑便，建议及时至附近医院急诊就诊。

2.7.7 胃恶性肿瘤患者为什么会疼痛？应该如何处理？

患者的主诉是疼痛评估的金标准，镇痛治疗前必须评估患者的疼痛强度。疼痛评估首选数字疼痛分级法，评估内容包括疼痛的病因、特点、性质，加重或缓解因素，疼痛对患者日常生活的影响，镇痛治疗的疗效和副作用等，评估时还要明确患者是否存在肿瘤急症所致的疼痛，以便立即进行相应治疗。

WHO 三阶梯镇痛原则仍是临床镇痛治疗应遵循的最基本原则，阿片类药物是癌痛治疗的基石，必要时加用糖皮质激素、抗惊厥药等辅助药物，并关注镇痛药物的不良反应。

80％以上的癌痛可通过药物治疗得以缓解，少数患者需非药物镇痛手段，包括外科手术、放疗镇痛、微创介入治疗等，应动态评估镇痛效果，积极开展学科间的协作。

2.7.8 胃恶性肿瘤患者为什么会恶心或呕吐？应该如何处理？

恶心、呕吐可能与治疗及梗阻相关，还需要综合考虑其他潜在致吐因素，如前庭功能障碍、脑转移、电解质不平衡、辅助药物治疗（包括阿片类）、胃肌轻瘫。肿瘤本身、化疗诱导或由其他原因引起（如糖尿病）、恶性腹水、心理生理学（包括焦虑、预期性恶心/呕吐），除了医生需要基于治疗方案的催吐风险、既往的镇吐经验及患者自身因素进行充分的动态评估以进行合理管理以外，患者也可以通过生活方式管理减轻恶心、呕吐，如少吃多餐、选择健康食品、控制食量、忌冷忌热。

2.7.9 什么是"倾倒综合征"？应该如何处理？

倾倒综合征发生于任何类型的胃部手术之后，以 Billroth Ⅱ 式胃大部切除术后更为多见，食管手术引起迷走神经损伤也可产生倾倒症状。早期餐后症状群主要包括两组症状：一组是胃肠道症状，最常见的是稍食即饱感，随后发生上腹部胀满不适、恶心呕吐，吐出物为碱性含胆汁，腹部有绞痛，肠鸣音增加，腹泻、便稀等；另一组是神经循环系统症状，心悸、心动过速、出汗、眩晕、苍白、发热、无力、血压降低等。

倾倒综合征早期在餐后 30 min 内发生，主要与心悸、腹泻、恶心和痉挛相关；晚期主要在餐后 2～3 小时内发生，并与头晕、饥饿、冷汗、虚弱相关。

在治疗方面，鼓励患者每天定时进食，少量多餐，餐后平卧 15～30 min，养成两餐之间或空腹时饮水的习惯，避免进食时摄入液体。限制食糖，适当增加蛋白质及脂肪。餐前半小时服抗胆碱能药物可缓慢胃肠蠕动。轻中度病例，经内科治疗能在数月或数年内症状减轻或痊愈。重度者可手术治疗。

2.8

胃恶性肿瘤的康复管理及家庭支持

2.8.1　胃恶性肿瘤患者术后家庭护理注意事项有哪些?

1）术后饮食注意事项

（1）手术后 2 天以流质食物为主

胃癌患者术后暂时不要吃任何食物，需要等到肠蠕动恢复正常的时候，也就是肛门排气的时候，并且胃管拔出来之后可以少喝一点汤，每 2 小时喂一次汤，如果没有什么不舒服的症状，在第二天的时候就可以吃一些清淡的流质食物，每次量控制在50～80 mL。

（2）手术 2 天后吃半流质食物

胃癌患者在做完手术的第三天可以进食半流质的食物，这时候吃的量可以增加到100～150 mL，每天可以多吃几顿，饮食上需要遵循的原则是无刺激性，建议每间隔 3 小时进食一次半流质食物，并且不要进食引起胀气和甜的食物。

（3）少食多餐

由于胃癌患者在做完手术后胃肠道功能还没有完全恢复，因此不能像正常人一样每天只吃 3 顿，建议少食多餐，每天吃饭的次数控制在 5 次以内，遵循的原则是半流质饮食，其中每天蛋白质的摄入要有所保证。

（4）营养搭配均衡

胃癌患者出院后在饮食上应多加注意，需要特别注意食物的柔软性，这样能够减轻胃部负担，可以尽早让胃部恢复健康，营养也必须要有保证。正常情况下术后 3～6个月就可以恢复正常饮食。

2）营造一个好的康复环境

环境对病人的影响作用是很大的，好的康复环境包括生理环境和心理环境。

生理环境：主要是病人所处的空间环境。为了患者的康复，我们应该营造一个温馨安静的生活环境。最好不要太过于喧哗，也不要太过于吵闹。

控制来访客人的数量，最好不要让患者处在一个喧闹的人多的环境中，这不利于患者的康复。

营造一个好的心理环境：要让患者保持积极健康的康复状态。家人应该与患者多交流和沟通，不应对患者有冷漠的情绪，可以通过沟通知道患者内心的所需所求。

尽量满足患者的心理需要和生活需要，让患者对康复有信心，从而积极地配合康复护理。

3）养成良好的生活习惯

抽烟喝酒对胃部的损伤是很大的，对于胃癌患者来说，处于一个免疫力功能最低下、胃部状况最差的时期，如果患者有抽烟喝酒的习惯，应该强制性地让他戒除，避免对胃部的二次损伤。

患者要养成适当锻炼的习惯，在天气好的时候应该多去户外呼吸新鲜空气，这样不仅使患者心情感到愉悦，而且还会增强患者的体质，使原本虚弱的身体尽快恢复到强健的状态。

4）密切观察患者身体状况

由于胃癌患者的身体机能还没有完全恢复，身体素质也比较差，而且还会出现更多并发症，因此密切观察患者的身体情况是非常必要的。

如果患者在术后出现明显的恶心呕吐症状，应该少吃生冷油腻的食物。如果患者出现剧烈疼痛的现象，则应在医生的指导下服用止痛药。

密切关注患者的脉搏、血压、皮肤和体温等变化，以及精神上的改变。加强饮食调理，多吃富含蛋白质和维生素的水果、蔬菜。

如果患者长期卧床，要注意患者是否产生褥疮，如果产生褥疮要及时护理。

2.8.2　如何对胃恶性肿瘤患者进行饮食营养指导，保证足够的营养摄入？

患者得了胃癌后会直接影响到日常饮食，从而出现消化不良与食欲不振的症状，而且很多胃癌患者认为得了癌症就需要大补，而过量补充营养还会增加进食量，所以就会加剧这些肠道不适的症状。其实胃癌除了治疗外，还要特别注意饮食调理。需要注意以下几点：

1）少吃多餐

胃癌患者的消化功能往往受到很大的影响，尤其是进行胃癌切除术后的患者，饮食的量上就要进行控制，尽可能保持少吃多餐。因为胃癌切除术后，患者的胃容量明显变小，如果还是按照原本的食量进食，就容易加重胃的负担，有时还会引起肠道消化异常，导致肠道疾病。为了保证患者能够吸收正常的营养，最好是多餐少食，每餐少进食一些食物，这样不会加重消化道负担，并且增加进食次数可以逐步促进消化功能，也能够保证身体营养所需。

2）保持膳食平衡

胃癌患者往往身体比较虚弱，免疫功能明显下降，此时就要保持身体膳食平衡，才能维持好身体素质。在日常饮食中，胃癌患者最好多食用一些高热量的食物，并且保证维生素的补充。因为胃癌患者不能够一下子消化太多的食物，因此进食高热量的食物可以有效地减轻胃部负担，快速补充身体所需要的能量。除此之外，胃癌患者也可以多吃一些蔬菜，蔬菜中含有膳食纤维，可以帮助身体促进消化功能，并且也能够补充各种维生素和微量元素。

3）吃易消化的食物

胃癌患者在饮食上一定要保证不对胃部造成损伤，否则将会很难控制疾病。过于重口味或者过硬的食物最好不要食用，因为这些食物很可能会损伤胃黏膜，反而对胃部的消化功能造成阻碍。一般可以选择容易消化的食物，粥类是胃癌患者最好的选择，可以在粥里适当加入一些其他食物来保持营养补充。

4）保证饮食卫生

胃癌患者身体抵抗力较低，在饮食卫生上就要引起重视，在烹饪食材之前一定要将食材清洗干净。如果是在外吃饭，选择卫生条件好一些的店面，携带自己的餐具，这样能够更好地保证卫生。

5）尽量多吃新鲜食物

胃癌患者进食量少，所以在做食物的时候就尽量少做一些，避免食物放置过长时间，影响到身体对营养的吸收。除此之外，最好不要吃腌制或者是油炸的食物，这些食物不能保证食材新鲜，并且会加重消化道负担。

胃癌患者一定要保证饮食安全，如不注意科学健康的饮食，盲目进补或者胡吃海喝，就会加重胃部的症状。在生活中，不论是饮食模式还是饮食结构都要做出一定的调整，这样才有利于健康合理地补充营养。

2.8.3　胃恶性肿瘤患者如何随访检查？

随访/监测的主要目的是发现尚可接受潜在根治为目的治疗的转移复发，更早发现肿瘤复发或第二原发胃癌，并及时干预处理，以提高患者的生存质量。目前尚无高级别循证医学证据来支持何种随访/监测策略是最佳的。随访应按照患者个体化和肿瘤分期的原则，如果患者身体状况不允许接受一旦复发而需要的抗癌治疗，则不主张对患者进行常规肿瘤随访/监测。胃癌术后的胃镜随访主要目的是在胃镜下发现新生肿瘤或原发肿瘤复发，很少发生胃的吻合口局部复发，胃镜下可观察吻合口情况并取胃的局部组织活检以判断肿瘤复发情况。胃镜检查的策略：推荐术后 1 年内进行胃镜检查，每次胃镜检查行病理活检，若发现有高级别不典型增生或者胃癌复发证据，则需在 1

年内复查。建议患者每年进行 1 次胃镜检查。对全胃切除术后，发生大细胞性贫血者，应当补充维生素 B12 和叶酸。PET-CT、MRI 检查仅推荐用于临床怀疑复发，合并常规影像学检查为阴性时，比如：持续 CEA 升高，腹部 CT 检查或超声为阴性。目前不推荐将 PET-CT 检查列为常规随访/监测手段。随访的具体方法及频率如下：

目的	基本策略
早期胃癌根治性术后随访	随访频率 最初 3 年每 6 个月 1 次，然后每年 1 次，至术后 5 年
	随访内容（无特指即为每次）： ① 临床病史 ② 体格检查 ③ 血液学检查（CEA 和 CA19-9） ④ PS 功能状态评分 ⑤ 体重监测 ⑥ 每年 1 次超声或胸、腹 CT 检查（当 CEA 提示异常时）
进展期胃癌根治性术后及不可切除姑息性治疗随访	随访/监测频率 最初 2 年每 3 个月 1 次，然后 6 个月 1 次，至术后 5 年
	随访/监测内容（无特指即为每次）： ① 临床病史 ② 体格检查 ③ 血液学检查（CEA 和 CA19-9） ④ PS 功能状态评分 ⑤ 体重监测 ⑥ 每 6 个月 1 次超声或胸、腹 CT 检查（当 CEA 提示异常时）
症状恶化及新发症状	随时随访

2.8.4 胃恶性肿瘤患者需要复查的项目有哪些？

临床病史；体格检查；血液学检查：血常规、肿瘤标志物 CEA 和 CA19-9；幽门螺杆菌 Hp 检测；营养学评估：维生素 B12、铁离子；胸、腹部、盆腔增强 CT 检查；胃镜检查等。

2.8.5　家庭成员如何在胃恶性肿瘤患者的治疗和康复中提供情感支持？

哀伤反应是胃癌患者的主要心理特征之一，患者会经历震惊和否认期→愤怒期→妥协期→抑郁期→接受期 5 个阶段的心理变化，各个阶段的表现略有不同，家人需要密切观察患者的心理和身体变化，并根据患者所处的不同阶段予以相应的处理。

（1）震惊和否认期：在得知患有胃癌时，患者大多会震惊，不相信，也无法面对这一现实。经历过最初的震惊，患者迅速启动心理上的防御机制，开始否认、拒绝接受患癌的事实，认为是医生诊断上的错误。"否认"这一简单且原始的防御机制，如同缓冲带，能够把出人意料的坏消息带给人的强大冲击力缓冲下来，使其减弱到人们在当时的心理承受能力下可以承受的范围，以便人们做好心理和躯体上的应变准备，同时让人心态平和下来，获得暂时的心理安慰。如果胃癌患者没有经历"否认"这一心理过程，因承受不住打击，可能会做出过度的、不应有的消极行为。这一时期的患者，要允许他们用一点时间去接受现实，给予他们更多的陪伴，对患者的多次、反复询问要表现出足够的耐心和关心，同时也要积极观察患者的心理和躯体状态，帮助患者增强心理能量，完成心理建设，不可放纵患者沉浸在这一情绪中太长时间，应帮助其尽早接受现实，进入后期的胃癌治疗程序。

（2）愤怒期：在否认期患者还会抱有一线希望，当经过否认期的斗争，发现事实已无从改变，便会表现出激烈的情绪反应，由否认转向愤怒。这时的患者在躯体和精神的双重痛苦下，会觉得自己被生活所抛弃，被周围的亲人所抛弃，通常会把怒气发泄到身边的人，被家人和朋友看作"脾气忽然变坏、很急"。这时家人和朋友应给予患者充分的理解，并给予更多的耐心与患者交流，尽量满足患者的要求。

因为患病，患者将要面临太多打击：事业、家庭、人际关系等都将发生巨大变化。这一时期的患者，更加需要家人的陪伴，感受家人的关心和爱护，在家人和朋友的帮助下进行社会再适应，重新构建社会关系。在新的社会关系下，进入以家人、护士和医生为主体的社会互动和支持系统，重新达到自我认同，重新找到自我定位，因而需要家人及医护人员表现出严肃认真和关心的态度，多花时间与患者交谈，引导患者说出心里的感受，并给予充分的尊重和理解。

（3）妥协期：患者经历过一段时间的愤怒、情绪的释放，会慢慢表现出表面的平静，但心里的想法十分丰富。患者会与信任的医护人员讨价还价，如：承诺只要病好，就以某件事作为回报。这一时期的患者非常希望自己与医护人员的积极配合能够换得疾病的迅速好转，对自己的病情变化特别敏感。患者表现出很强的求生欲望，这是一种非常积极的心理状态，也是一种极不稳定的心理状态，自我认同感较差，家人和医护人员需要耐心地给患者分析当前的病情，提高患者战胜癌症的信心，增加与医护人员的配合度，接受治疗，并对因治疗所致的各种可能后果做好心理和生理的准备，努力坚持、配合治疗。

（4）抑郁期：患者在治疗过程中，当治疗的不良反应超出预期、难以忍受或者治疗的效果不理想、胃癌复发时，面对更加残酷的现实，患者会表现出悲伤、失落、食欲缺乏、忧郁、无助感及绝望感等各种负面情绪，甚至有可能会出现自杀倾向，需要家属采取一定的预防措施，加强看护，并采取温和而坚定的态度与患者沟通，表达自己的关心和信心，给予患者力量。同时开导患者，让患者发泄情绪，避免负面情绪的积累给患者造成过大的压力而影响治疗进程和效果。

（5）接受期：在经过多方面的努力、内心的挣扎和调整之后，患者的整体情绪慢慢平静下来，重新审视眼前的一切，面对癌症、长时间的治疗等导致的社交关系退化、生活主体巨大改变的现状，主动尝试接受现实、摆正心态，寻找疾病为其带来的人生启示，能够以一种更健康的姿态与胃癌相处，对待病情的变化无论好与不好，都可以坦然地接受。这一时期的患者能够更加理智地接受治疗，拥有更强大的对家庭的感受力，用接纳和感恩的态度来看待自己所经历的变故，这是家人最希望看到的患者状态，但是依然要给予患者足够的关心和关注，让患者感受到来自家人的关爱，对战胜癌症抱有希望，对未来的生活抱有期待。

胃癌患者的心理活动对疾病的治疗具有非常重要的作用，认真观察患者的心理活动，对其表示理解，给予支持，对治疗的顺利进行、生命延长、健康恢复是十分有利的。

第 3 章

小肠恶性肿瘤

3.1

认识小肠恶性肿瘤

3.1.1　什么是小肠的解剖结构？

小肠是消化系统的一部分，平均长达6～7 m，是消化管中最长的一段，从胃部后一直延伸至大肠，是进行食物消化与吸收的主要器官，由十二指肠、空肠和回肠三部分组成。十二指肠连接胃幽门与空肠的开端，其主要功能是接收由胃排入的食物混合物，并进行初步的消化和吸收。在空肠中，营养物质的消化和吸收得以进一步进行，特别是脂肪和蛋白质的分解和吸收。最后，回肠连接空肠与大肠，是小肠的最末端。小肠的解剖结构在细胞水平上包括许多微细的绒毛，这些绒毛增加了其表面积，有助于更有效地吸收养分。此外，小肠壁还包含黏膜、肌肉和浆膜等组织协同工作以完成食物的消化和吸收过程。总体而言，小肠的复杂结构为其在人体消化吸收过程中发挥至关重要的作用提供了良好的解剖基础。

3.1.2　小肠的主要功能是什么？

小肠是消化系统中的关键器官之一，其主要功能涉及食物的进一步消化和养分的吸收。十二指肠是小肠的初段，负责接收胃中的食物混合物，并在胰液和胆汁的作用下进行蛋白质、脂肪和碳水化合物的初步分解。接下来的空肠是消化过程的主要地点，其中蛋白质、脂肪和碳水化合物得以进一步分解，并通过肠壁吸收到血液中，供给身体各部分以能量和所需的养分。最后回肠负责将未被吸收的物质转移到大肠，同时在水分的调节中发挥作用。小肠的细表面积和微绒毛结构使其成为养分吸收的高效场所。总体而言，小肠在人体中的功能不仅仅局限于消化过程，还直接关系到身体的营养摄取和整体的健康状况。

3.1.3　小肠恶性肿瘤是什么类型的癌症？

与其他恶性肠道肿瘤如胃癌和结肠癌相比，小肠癌相对较罕见。小肠的全长约为6 m，占据整个胃肠道长度的70%～80%。然而，由于消化物在小肠内停留的时间较短，癌症发生的概率远低于大肠。小肠肿瘤仅占所有胃肠道肿瘤的3%～6%，而小肠恶性肿瘤仅占所有胃肠道恶性肿瘤的1%。小肠恶性肿瘤包括小肠腺癌、神经内分泌癌和间质瘤等类型。其中，小肠腺癌是最为常见的一种，但预后往往较差，晚期小肠腺癌的预后比结直肠癌的预后差，但相比胃或胰腺肿瘤预后好。十二指肠发生腺癌的占比最大，其次为空肠、回肠。由于小肠腺癌发病多为非典型早期症状，且小肠生理结构具有特殊性，同时它占消化道中重要且很大部分，常规检查中往往存在内镜或结肠镜无法触及的区域，致使其早期诊断困难以及存在误诊率较高，所以至今其仍缺乏标准的治疗方案和手段。

3.1.4 小肠恶性肿瘤是如何在小肠内形成的？

小肠恶性肿瘤的形成通常涉及多个因素，其中包括遗传、环境、生活方式等。细胞的恶性转变往往起源于基因突变或异常激活，这可能是由遗传缺陷、暴露于致癌物质、炎症反应或其他不良因素引起的。遗传因素在一些家族性疾病中可能起到关键作用，例如家族性腺瘤性息肉病和林奇综合征，这些疾病增加了患小肠恶性肿瘤的风险。此外，长期的肠道炎症，如克罗恩病，也与小肠恶性肿瘤的发生有关。环境因素如吸烟、饮食习惯、肥胖以及一些化学物质的暴露也被认为是小肠癌发病的危险因素。在细胞层面，癌症的发展通常经历多个阶段，包括细胞的初级损伤、异常增殖、逃逸免疫监测、侵袭和转移等过程。总体而言，小肠恶性肿瘤的形成是一个多因素、多步骤的过程，涉及遗传和环境因素的相互作用。

3.1.5 有哪些不同类型的小肠恶性肿瘤？

小肠恶性肿瘤包括多种类型，腺癌是最常见的病理类型，高达 40%，其次为胃肠神经内分泌肿瘤（25%）、恶性淋巴瘤（10%～15%）和恶性间质瘤（9%）。总体而言，小肠恶性肿瘤的类型多样，每一种类型都有其特定的临床表现和治疗策略。确切的诊断通常需要通过组织活检和影像学检查，以明确肿瘤类型，并制定相应的治疗方案。

3.1.6 小肠恶性肿瘤的发病率有何特点？

小肠恶性肿瘤的发病率相对较低，这一特点与小肠在肠道中的位置有关。相对于结肠和直肠而言，小肠较隐蔽，因此受到的外部致癌因素影响相对较少。此外，小肠黏膜具有较为活跃的细胞更新和黏液分泌功能，有助于保护黏膜免受潜在致癌物质的侵害。小肠蠕动较快，能快速将致癌物排至大肠。总体而言，小肠恶性肿瘤的发病率相对较低，但其确切的发病机制仍需进一步研究。

3.1.7　小肠恶性肿瘤与其他小肠疾病的症状有何不同?

对于小肠恶性肿瘤而言,症状常常不具特异性,包括腹痛、腹泻、便血、腹部肿块、恶心和呕吐等。这些症状在早期可能较为隐匿,导致诊断的延误。相比之下,其他小肠疾病如炎性疾病、小肠梗阻或出血等在表现上可能有所不同。克罗恩病是一种慢性炎症性小肠疾病,其症状包括腹痛、腹泻、体重减轻等,但与小肠恶性肿瘤的症状有时难以区分。小肠梗阻可能表现为腹痛、呕吐、腹胀等症状,而小肠恶性肿瘤也可能引起这些症状。因此,对于存在疑似小肠恶性肿瘤的患者,综合考虑症状、影像学检查、内窥镜以及组织活检等多方面的信息是确诊的关键。

3.1.8　为什么小肠恶性肿瘤容易被忽视或误诊?

小肠恶性肿瘤容易被忽视或误诊的原因主要包括其在腹腔中相对隐蔽的位置、症状的不具特异性以及医学专业人员对其认知相对较低。首先,小肠位于腹腔深部,相对于易于检查的结肠和直肠而言,其位置较为隐蔽,使得肿瘤较难在早期被发现。其次,小肠恶性肿瘤的症状通常不具特异性,例如腹痛、腹泻、便血等,这些症状可能被误解为其他胃肠道疾病或消化系统问题,导致延误了正确的诊断。再次,由于小肠相对较长,对于内窥镜检查的适用性和难度较高,这也增加了早期发现小肠恶性肿瘤的难度。最后,小肠恶性肿瘤相对较为罕见,一些医学专业人员可能对其认知较低,导致在临床实践中对小肠肿瘤的关注度较低。综合这些因素,小肠恶性肿瘤容易被忽视或误诊,因此需要提高医学专业人员对小肠癌认知的重要性,以加强早期发现和治疗。

3.1.9　小肠恶性肿瘤的发展过程如何?

小肠恶性肿瘤的发展过程通常经历多个阶段,这包括癌前病变、早期癌症和晚期癌症等阶段。在癌前病变阶段,一些因素如遗传突变、环境致癌物质、炎症等可能导致小肠黏膜上皮细胞发生异常,形成癌前病变,例如类癌瘤或小肠腺瘤。在这个阶段,肿瘤细胞可能还未具备侵袭和转移的能力。随着时间的推移,部分癌前病变可能逐渐演变为早期癌症,其中肿瘤细胞开始侵入黏膜下层。最终,如果未被及时发现和治疗,肿瘤可能进一步发展为晚期癌症,涉及肌层以及周围组织,同时具备侵袭和转移的能力。小肠恶性肿瘤的发展过程涉及多个分子和细胞层面的变化,包括基因突变、表观遗传学变化、异常信号通路激活等。这些变化在肿瘤的演变过程中相互作用,推动了癌症的进展。

3.2

小肠恶性肿瘤的症状

3.2.1　早期小肠恶性肿瘤有哪些常见症状?

早期小肠恶性肿瘤的症状通常相对不具特异性,这使得其早期诊断相对困难。一些常见的早期症状包括腹痛、腹胀、腹泻或便秘、恶心和呕吐,这些症状可能与其他肠道疾病相似。便血也是一种可能的症状,尤其是当肿瘤位于十二指肠附近时。由于这些症状相对非特异,患者和医生可能容易忽略或将其误解为其他胃肠道问题,延误了诊断的时间。

3.2.2　小肠恶性肿瘤的晚期症状有哪些表现?

原发性小肠肿瘤早期可无症状,当肿瘤体积较大时会出现各种消化道症状。其中包括进行性腹痛,这可能是由于肿瘤扩大、浸润周围组织或引起梗阻所致。腹胀和呕吐也可能加剧,这是由于肿瘤阻塞了小肠腔道,影响了正常的食物通过。晚期小肠恶性肿瘤还可能导致营养摄取不足,引起体重下降、乏力和虚弱等全身性症状。当肿瘤侵犯到血管时,易发生消化道出血。肿瘤的侵袭和扩散也可能导致局部淋巴结肿大,甚至形成腹部包块。在晚期阶段,由于肿瘤可能已经侵犯邻近器官或扩散到远处器官,患者还可能出现其他器官功能受损的症状,如黄疸、肝功能异常等。部分肿瘤可分泌五羟色胺和生长抑素等多种肽胺类激素,患者出现类癌综合征的表现,如有阵发性颜面潮红、支气管哮喘、腹泻、心瓣膜病、肝大等临床表现,这往往意味着肿瘤有远处转移。

3.2.3　腹痛是小肠恶性肿瘤的常见症状吗?

腹痛是小肠恶性肿瘤的常见症状之一,尤其是在肿瘤较大、侵犯周围组织或引起梗阻时。这种腹痛可能是隐痛、钝痛或绞痛,通常出现在腹部的中上部,与肿瘤的具体位置有关。小肠恶性肿瘤引起的腹痛可能会随着病情的进展而逐渐加重,尤其是在进食后,因为食物通过受到肿瘤影响的小肠时可能引起疼痛。然而,需要注意的是,腹痛并非特异性症状,许多其他小肠疾病,如炎症性疾病、感染、梗阻等,同样可能引起腹痛。由于小肠位于腹腔深部,小肠恶性肿瘤在早期症状不明显或症状较为隐匿,这使得腹痛可能是在疾病较为进展时才显现的症状之一。因此,对于患有持续或加重腹痛的患者，尤其是伴随其他症状的情况下，及时进行医学评估和相关检查是至关重要的，以排除或确认小肠恶性肿瘤等潜在问题。

3.2.4 小肠恶性肿瘤会导致体重下降吗？

体重下降是许多癌症患者常见的非特异性症状之一，也包括小肠恶性肿瘤。肿瘤的生长和扩散可能导致食欲减退、进食困难以及能量摄入不足。此外，小肠恶性肿瘤可能干扰肠道的正常功能，影响营养吸收，导致营养不良和体重减轻。腹痛、腹泻等症状也可能导致患者对食物的回避，加重体重下降。体重下降不仅影响患者的身体健康，还可能降低免疫力、影响治疗的耐受性，因此对于患者而言，体重变化是需要关注和及时评估的一个重要指标。

3.2.5 消化问题如何与小肠恶性肿瘤相关？

小肠恶性肿瘤与消化问题密切相关，因为小肠是消化系统的一个重要组成部分。肿瘤的生长和扩散可能直接干扰小肠的正常生理功能，导致一系列的消化问题。首先，肿瘤可能阻塞小肠腔道，干扰食物通过的正常过程，引发腹痛、腹胀以及恶心呕吐等症状。其次，肿瘤的存在可能影响小肠对营养物质的吸收，导致营养不良、体重下降以及腹泻等问题。某些类型的小肠恶性肿瘤，如类癌，可能分泌激素，导致胃酸分泌增加，引发溃疡和其他胃肠道问题。

3.2.6 小肠恶性肿瘤引发的恶心和呕吐是常见的吗？

恶心和呕吐是小肠恶性肿瘤的一种常见症状，尤其是在肿瘤较大、侵犯黏膜或造成梗阻时。这些症状可能与多个因素有关。首先，肿瘤的存在可能干扰了正常的胃肠蠕动，导致食物通过的不畅，从而引发恶心和呕吐。其次，如果肿瘤阻塞了小肠腔道，食物无法正常通过，这也可能导致进食后的不适感、恶心和呕吐。最后，恶心和呕吐也可能与身体对癌症本身或治疗过程中的药物反应有关。化疗药物、放疗或手术等治疗手段可能对胃肠道产生刺激性，引发这些症状。

3.2.7 小肠恶性肿瘤有无可能出现便血或黑便？

便血或黑便是小肠恶性肿瘤可能出现的症状之一。这一症状通常表明肿瘤侵犯了黏膜层，导致出血。便血的颜色可能取决于出血的位置，如果出血离直肠较远，血液可能经过消化道的作用而被降解，呈现黑色或柏油样便，称为黑便。便血或黑便的出现提示需要进行进一步的检查，如内窥镜检查或其他影像学检查，以确定出血的原因和确诊是否为小肠恶性肿瘤。

3.2.8　为什么小肠恶性肿瘤患者可能会感到疲倦和虚弱？

首先，肿瘤的生长和扩散可能消耗患者大量的体力和能量，导致患者全身疲劳感。其次，恶性肿瘤可能干扰正常的营养吸收过程。小肠是人体主要的营养吸收器官之一，肿瘤的存在可能导致营养不良，包括蛋白质、维生素和矿物质等的丢失，从而引发虚弱和乏力。最后，癌症本身及其治疗过程中的一些因素，如放疗和化疗，也可能对患者的整个身体状况产生不良影响，导致疲倦和虚弱。

3.2.9　肠梗阻是小肠恶性肿瘤的症状之一吗？

肠梗阻是小肠恶性肿瘤的常见症状之一。小肠恶性肿瘤的生长可能导致肠道腔道的狭窄或阻塞，阻碍了食物通过的正常流动。随着肿瘤的生长，肠腔可能被完全阻塞，导致肠梗阻的发生。肠梗阻表现为腹痛、呕吐、腹胀、无法排气和排便等症状。这是一个紧急情况，需要及时进行医学干预。肠梗阻的发生可能是小肠恶性肿瘤在腔道内的生长造成的，也可能是由于肿瘤的局部浸润导致肠壁的狭窄和扭曲。肠梗阻的临床症状不仅影响患者的生活质量，还可能对肠道组织造成压力，增加了病情的严重性。

3.2.10　肠梗阻的症状和表现如何？

肠梗阻是一种严重的肠道疾病，其症状和表现主要与阻塞肠道通畅性相关。常见的症状包括剧烈的腹痛，这种疼痛通常是阵发性的，伴随着梗阻处的痉挛。患者可能经历呕吐，呕吐物可能包含胃液和食物残渣。由于梗阻导致的食物和液体无法通过，腹部可能出现膨胀感和不适。患者可能感到无法排气和排便，便秘是肠梗阻的典型症状之一。在腹部听诊时，医生可能会注意到增强的肠鸣音，这是由于在梗阻的区域肠道内积聚的气体和液体引起的。肠梗阻是一种紧急情况，需要及时地医学干预。医生通常会通过体格检查、影像学检查（如 X 射线、CT 扫描）和实验室检查来确认诊断，随后制订相应的治疗计划，可能包括禁食，使用导管对积攒在胃肠内的消化物进行吸出、减压。根据所发生的原因，还会进行手术、消炎药物治疗、内窥镜等治疗，以解除梗阻并纠正患者的症状。及早诊断和治疗对于提高患者的生存率和预防并发症至关重要。

3.2.11 肠梗阻可能引发腹胀和腹部不适吗？

肠梗阻可能引发腹胀和腹部不适。肠梗阻阻碍了肠道内容物的正常通过，导致气体、液体和食物在梗阻的区域积聚。这种积聚导致了腹部膨胀的感觉，患者可能会描述为腹部胀满、紧张或沉重。腹胀往往是持续的，伴随着梗阻处的痉挛和肠道蠕动的异常，增加了腹部不适的感觉。腹部不适通常与腹痛同时出现，而腹痛可能是阵发性、剧烈的，并在梗阻处产生痉挛性疼痛。这些症状是由于梗阻导致的肠道内的异常压力和积聚引起的，腹部不适的程度可能与梗阻的位置和梗阻程度有关。

3.2.12 小肠恶性肿瘤是否会导致贫血？

小肠恶性肿瘤有可能导致贫血。贫血是一种常见的并发症，特别是当肿瘤导致内出血或影响营养吸收时。在小肠恶性肿瘤的情况下，肿瘤的生长可能导致黏膜层受损，引起内出血，而且在肠道黏膜上分泌的激素和蛋白质也可能受到影响。这些因素共同导致了铁、维生素 B12 等关键营养物质的不足，从而影响了血红蛋白的正常生成和功能。贫血会导致患者感到疲倦、虚弱，出现头晕、心悸等症状。

3.2.13 胀气和肠胃不适是否是常见的症状？

胀气和肠胃不适是小肠恶性肿瘤的常见症状之一。小肠是消化系统的一部分，肿瘤的生长可能导致肠道腔道狭窄、阻塞或影响正常的肠蠕动，从而引发胀气和不适感。肿瘤的存在也可能干扰肠道内气体的正常通过，导致气体在梗阻的区域积聚，引发腹胀。同时，由于肿瘤影响了小肠的正常生理功能，患者可能经历肠道不适感，包括腹痛、腹泻或便秘等症状。这些症状可能是逐渐发展的，而在疾病早期可能相对较隐匿。

3.2.14 什么是小肠恶性肿瘤的"警示信号"？

首先，慢性的腹痛、腹泻、便秘或排便习惯的改变可能是小肠恶性肿瘤的早期症状。这些症状在疾病初期可能较为隐匿，但持续存在应引起关注。其次，出现贫血症状，如疲劳、虚弱、头晕等，可能提示肿瘤导致内出血或干扰了正常的营养吸收。进食后的不适感、恶心、呕吐以及体重减轻也可能是小肠恶性肿瘤的症状。警示信号还包括腹部肿块的发现、肠梗阻引起的急腹症状，以及排便时发现血便或黑便。对于高危人群，如有家族史、炎症性肠病史或其他相关风险因素的人，定期的筛查和医学监测也是重要的。总体而言，任何不明原因的腹部症状、营养问题或异常的消化道体征都应该引起关注,需要进行详细的临床评估和相应的检查,以明确诊断并制订最合适的治疗计划。及早发现和诊治小肠恶性肿瘤可以提高治疗成功的机会和患者的生存率。

3.3

小肠恶性肿瘤的诊断和分期

3.3.1　体格检查在小肠恶性肿瘤诊断中的作用是什么?

体格检查在小肠恶性肿瘤的诊断中发挥着关键的作用。医生通过仔细的体格检查可以收集重要的临床信息,包括患者的一般状况、腹部触诊、淋巴结检查等。在小肠恶性肿瘤的早期,体格检查可能帮助医生发现患者是否有腹部症状,如腹痛、腹胀、肠梗阻等。通过仔细触诊腹部,医生可以检测到是否存在肿块、腹部包块或其他异常体征。淋巴结检查有助于评估癌症是否已经扩散至周围的淋巴结。此外,体格检查还可以发现贫血、体重下降等患者全身状况的变化。

3.3.2　临床症状如何帮助小肠恶性肿瘤的初步诊断?

临床症状在小肠恶性肿瘤的初步诊断中提供了重要的线索。首先,患者的腹部症状是关注的重点,包括腹痛、腹胀、肠梗阻引起的呕吐和排便异常等。这些症状可能反映了肿瘤的位置、大小和对周围结构的影响。其次,消化系统方面的症状,如消化不良、食欲减退、体重下降等,可能提示肿瘤对正常消化吸收功能的干扰。贫血症状,如疲劳、虚弱,可能表明肿瘤导致内出血或影响了正常的营养吸收。此外,排便方面的变化,如血便或黑便,也可能与小肠恶性肿瘤相关。除了消化系统的症状外,全身性症状如发热、盗汗、全身不适等也值得关注。综合分析这些症状有助于医生初步判断患者是否存在小肠恶性肿瘤的可能性,并为进一步的诊断和治疗规划提供方向。

3.3.3　影像学检查在小肠恶性肿瘤诊断中的角色是什么?

影像学检查在小肠恶性肿瘤的诊断中发挥着关键的角色。由于小肠位置较为隐蔽,传统的体格检查难以直接观察,因此影像学检查可以提供非侵入性的手段来获取有关肿瘤的详细信息。常用的影像学检查包括 CT 扫描、MRI 和小肠钡餐透视。CT 扫描能够提供高分辨率的横断面图像,对于检测小肠肿瘤、评估肿瘤的大小位置和对周围结构的影响非常有帮助。MRI 则能够提供更为详细的软组织对比,有助于更准确地识别肿瘤的性质。小肠钡餐透视则是一种传统但仍然有用的检查方法，通过在患者口服钡剂后进行 X 射线透视，可以清晰地显示小肠的轮廓，帮助诊断小肠病变，包括肿瘤。此外，已有研究证实，PET-CT 对小肠肿瘤远处转移灶的诊断也有很大的优势。综合运用这些影像学检查，医生能够更全面地了解患者的病情，为制定个体化的治疗方案提供依据，并能更好地指导手术、放疗、化疗等治疗策略的选择。

3.3.4 内镜检查如何帮助确定诊断？

内镜检查在确定小肠恶性肿瘤的诊断中发挥着重要的作用。小肠内镜检查主要包括胶囊内镜、小肠镜和腹腔镜。胶囊内镜具有无创性，但不能进行病理活检，当患者肠腔明显狭窄时，胶囊不易通过狭窄部位，极易发生嵌顿。小肠镜或双气囊小肠镜可以通过经口或经肛途径将柔软的长管引入小肠，实现对小肠黏膜的直接观察。这种检查能够提供高分辨率的影像，揭示小肠黏膜上的病变，包括肿块、溃疡、出血点等。此外，小肠内镜还可以进行组织生物标本的采集，通过活检来明确病变的性质，帮助鉴别良性和恶性肿瘤。小肠内镜检查对于发现小肠内的早期癌变或其他病变有很高的敏感性，有助于早期诊断和治疗，是诊断小肠恶性肿瘤的理想检查方法。腹腔镜检查主要针对侵出浆膜的肿瘤，当发现病变时可以在腹腔镜下及时手术。但对于肠腔内生长的比较小的肿瘤灶，由于病灶尚未侵犯浆膜层，腹腔镜下肠管外观正常，可能出现漏诊误诊。

3.3.5 小肠恶性肿瘤的组织病理学检查有何重要性？

小肠恶性肿瘤的组织病理学检查对于确诊和详细了解肿瘤的性质至关重要。组织病理学检查通过对从小肠肿瘤中取得的组织标本进行显微镜下的分析，可以揭示肿瘤的细胞学特征、细胞增殖活性等方面的信息，这有助于鉴别肿瘤的类型、分级和分期。例如，是良性的还是恶性的、是何种类型的癌症，以及是否侵犯了周围组织或淋巴结。此外，组织病理学检查还可以评估肿瘤的生物学行为，包括预测肿瘤的侵袭性和预后。在小肠恶性肿瘤的治疗决策中，组织病理学信息对于制订个体化的治疗计划至关重要，如手术切除的范围、是否需要辅助治疗（放疗、化疗等），以及预测患者的生存率等。总体而言，组织病理学检查是深入了解小肠恶性肿瘤性质的重要工具，为临床医生制定全面的治疗策略提供了关键的信息基础。

3.3.6 小肠恶性肿瘤的分期是如何进行的？

通常，医生会采用国际癌症分期系统（如 TNM 分期系统）来评估肿瘤的分期。这一系统将肿瘤的大小（T，tumor）、淋巴结的受累情况（N，node）以及是否远处转移（M，metastasis）作为评估肿瘤进展的关键因素。T 分期反映了原发肿瘤的大小和侵犯深度，N 分期反映了淋巴结的受累程度，而 M 分期反映了是否存在远处转移，这 3 个方面的信息结合在一起形成了完整的分期。

3.3.7 分期系统中 T 分期是什么意思？

在肿瘤的分期系统中，T 分期是指原发肿瘤的大小和侵犯深度。T 分期通过评估肿瘤的扩展程度来描述肿瘤的临床和病理学特征。该分期系统通常使用数字或字母来表示不同的 T 分期，数字或字母的含义因癌症类型而异。对于小肠恶性肿瘤，T 分期反映了原发肿瘤在小肠内的侵犯程度。例如，T1 表示肿瘤侵犯小肠黏膜层，T2 表示侵犯到肌层，T3 表示侵犯到浆膜层，而 T4 表示肿瘤侵犯到邻近器官或结构。这些 T 分期的细化有助于医生更准确地评估肿瘤的临床特征，从而为制订个体化的治疗计划和预测患者的预后提供基础。因此，T 分期在癌症分期系统中具有重要的诊断和治疗指导意义。

3.3.8 N 分期在小肠恶性肿瘤中有何作用？

在小肠恶性肿瘤的分期系统中，N 分期用于评估淋巴结的受累情况。N 分期反映了肿瘤是否已经扩散到附近的淋巴结，进一步提供了对肿瘤分期和临床特征更全面的了解。N 分期通常使用数字或字母来表示不同的淋巴结受累程度，具体的含义因分期系统而异。对于小肠恶性肿瘤，N0 表示没有区域淋巴结受累，N1 表示 1～2 个区域淋巴结受累，N2 表示大于等于 3 个区域淋巴结受累。淋巴结的受累程度对于判断肿瘤的侵袭性和扩散程度至关重要，有助于医生制订更准确的治疗计划和预测患者的预后。

3.3.9 远处转移分期 M 是如何影响治疗选择的？

远处转移分期（M 分期）在小肠恶性肿瘤中的评估对于治疗选择具有重要影响。M 分期反映了肿瘤是否已经扩散到远离原发部位的其他器官或组织，即是否存在远处转移。这一信息对于制订治疗计划至关重要，因为它直接影响治疗的目标和方式。如果肿瘤已经扩散到远处，治疗的重点可能会转向为了缓解症状、延长生存时间和提高生活质量的方法，例如放疗、化疗或靶向治疗。相反，如果没有远处转移，手术切除通常是首选的治疗方式，以彻底去除原发肿瘤。M 分期还有助于确定患者的预后，因为远处转移通常与更不良的预后相关。

3.3.10 诊断和分期对治疗决策有何重要性?

诊断和分期在小肠恶性肿瘤中对治疗决策至关重要。首先,准确的诊断确定了肿瘤的类型、性质和位置,为医生提供了治疗的起点。了解肿瘤的分子特征和组织病理学信息有助于判断肿瘤对治疗的敏感性,从而选择更具针对性的治疗策略。分期系统则提供了对肿瘤扩散程度的全面评估,涵盖了原发肿瘤的大小、深度侵犯、淋巴结受累和是否存在远处转移等信息,这有助于医生更精准地判断疾病的临床进展和预测患者的预后。基于诊断和分期的综合信息,医生能够制订个体化的治疗计划,选择最适合患者的治疗方式,包括手术切除、放射治疗、化学治疗、靶向治疗等。其次,分期还可以为患者提供关于治疗效果和生存预测的信息,帮助患者和医生共同做出明智的决策。因此,准确的诊断和分期对于指导小肠恶性肿瘤的治疗决策具有关键的意义,为患者提供了更好的治疗效果和生存机会。

3.3.11 有哪些生物标志物可以辅助诊断和指导治疗?

在小肠恶性肿瘤的诊断和治疗中,生物标志物的使用对于提供额外的诊断信息和指导治疗决策非常重要。一些常用的生物标志物包括血清肿瘤标志物和分子生物学标志物。血清肿瘤标志物如癌胚抗原(CEA)和神经元特异性烯醇化酶(NSE)等,可以通过血液检测来评估患者体内的肿瘤相关蛋白质水平,有助于监测治疗效果和评估患者的预后。另一方面,分子生物学标志物涉及对肿瘤基因和蛋白质的详细分析,例如 KRAS、BRAF 等基因突变状态,可以提供关于肿瘤的生物学特征和对治疗的敏感性信息。此外,微卫星不稳定性(MSI)和 PD-L1 表达水平等分子特征也被广泛研究。这些生物标志物的使用有助于个体化治疗方案的设计,提高了诊断的精准度,为医生和患者提供更全面的肿瘤信息,进而指导更有效的治疗策略。

3.3.12 早期诊断和准确的分期是否影响预后?

早期诊断和准确的分期对于小肠恶性肿瘤的预后影响深远。早期诊断意味着在肿瘤尚未扩散到其他部位之前就发现疾病,使得治疗更容易实施且更有可能取得良好的疗效。对于小肠恶性肿瘤,早期阶段通常意味着肿瘤较小、侵犯较浅,治疗的成功率更高。相比之下,如果肿瘤被发现得较晚,可能已经扩散到淋巴结或远处器官,治疗难度增加,预后也相应较差。准确的分期有助于医生更全面地了解疾病的严重程度和扩散程度,从而为患者提供更合适的治疗策略。分期越早,治疗的干预越及时,可能需要的治疗强度也较小,使得患者更有可能获得长期的生存和良好的生活质量。因此,早期诊断和准确的分期对于小肠恶性肿瘤患者的预后至关重要，强调了定期体检和早期筛查的重要性，以便在疾病的早期阶段能及时发现和治疗。

3.4

小肠恶性肿瘤的治疗

3.4.1　手术治疗在小肠恶性肿瘤中有何作用？

手术的主要目的是通过切除或减轻肿瘤的负担，尽可能去除患者体内的癌细胞。手术的方式和范围会根据肿瘤的位置、大小、深度侵犯程度以及是否存在淋巴结或远处转移等因素而有所不同。对于早期阶段的小肠恶性肿瘤，手术通常是首选治疗方法，通过局部切除或肠段切除的方式，尽量保留正常的肠道组织。对于更大或侵犯深度的肿瘤，可能需要进行更广泛的手术，可能涉及整个小肠的切除，或者与其他器官的切除和重建，这被称为根治性手术。手术不仅有助于治疗原发性肿瘤，还可以获取组织样本进行病理学检查，获取肿瘤的详细信息，指导后续治疗决策。然而，需要注意的是，手术治疗并非适用于所有小肠恶性肿瘤患者，特别是对于晚期肿瘤或存在远处转移的患者。对于病灶发生远处转移的晚期患者，当出现肠梗阻等并发症时，可以采用姑息手术治疗缓解临床症状，行肿瘤远近端吻合术来缓解肠梗阻的症状。因此，手术可能会与其他治疗方式（如放疗、化疗、靶向治疗）联合使用，以综合提高治疗效果。

3.4.2　化学疗法如何用于小肠恶性肿瘤的治疗？

化学疗法在小肠恶性肿瘤的治疗中被广泛应用，其主要目的是通过使用药物来破坏或抑制癌细胞的生长，从而达到减轻症状、控制肿瘤生长和提高患者生存率的效果。化学疗法通常以系统性的方式进行，即通过口服药物或静脉注射将药物输送到全身，以便达到全身性的治疗效果。对于早期阶段的小肠恶性肿瘤，化学疗法可以作为手术前的辅助治疗，帮助缩小肿瘤的体积，使手术更容易实施。对于手术后的患者，化学疗法也可以用于防止肿瘤复发。此外，对于晚期阶段的小肠恶性肿瘤，化学疗法可以作为主要的治疗手段，帮助患者缓解症状、提高生存率，并提供更好的生活质量。药物的选择会根据肿瘤的类型、分期、患者的整体健康状况和个体化因素而有所不同。

3.4.3 在小肠恶性肿瘤中有哪些常用的化疗药物?

小肠恶性肿瘤的化疗方案通常涉及多种药物,其选择取决于肿瘤的类型、分期、患者的整体健康状况以及个体化因素。小肠腺癌所用的化疗方案多借鉴结肠癌或胃癌的化疗方案,大多数以氟尿嘧啶类为基础用药。一些常用的化疗药物包括5-氟尿嘧啶、奥沙利铂、伊立替康、卡培他滨以及雷替曲塞等。这些药物可能会单独使用或组合使用,具体的治疗方案会根据患者的病情、医生的建议以及治疗目标进行个体化调整。

3.4.4 化疗药物有哪些副作用?

化疗药物的使用可能伴随一系列副作用,因为这些药物不仅对癌细胞产生影响,同时也对正常快速分裂的细胞产生作用。常见的副作用包括恶心、呕吐、脱发、疲劳、免疫系统抑制、口腔溃疡、食欲丧失、腹泻和骨髓抑制。恶心和呕吐是化疗最为普遍的副作用之一,可以通过使用抗恶心药物来缓解。脱发也是常见的副作用,这在治疗结束后通常是可逆的。免疫系统的抑制可能导致感染的风险增加,因此在化疗期间需要密切监测患者的免疫状况。口腔溃疡和食欲丧失可能会影响患者的营养摄入,因此维持良好的口腔卫生和采用适当的饮食支持措施是重要的。此外,一些化疗药物可能对造血系统产生负面影响,导致贫血、白细胞和血小板减少,增加出血和感染的风险。患者在接受化疗过程中,医疗团队要定期监测这些副作用,并根据患者的具体情况进行个体化的管理和支持。

3.4.5 如何处理化疗后的恶心、呕吐?

处理化疗后的恶心和呕吐是化疗过程中重要的支持性措施。首先,医生会根据患者的个体情况选择合适的抗恶心药物,例如5-羟色胺受体拮抗剂或多巴胺受体拮抗剂。这些药物可以通过调节神经递质水平来减轻或预防恶心和呕吐。其次,患者还可以采取一些自我管理的方法来缓解恶心和呕吐。保持良好的饮食和水分摄入,选择清淡易消化的食物,分多次少量进食,避免油腻和刺激性食物。避免饮用过热或过冷的饮料,以及避免强烈的气味和刺激性的环境。在进食前和进食后避免剧烈的身体运动,保持适度的休息和放松有助于减轻症状。

3.4.6 如何处理化疗后的脱发?

首先,选择柔和的洗发用品,避免使用含有刺激性成分的产品,如硫酸盐和酒精。

使用温水而非热水冲洗头发，以减少头皮的刺激。其次，患者可以尝试使用柔软的头巾、头套或丝巾来保护头部，减轻外界对头发的摩擦，同时也有助于保持头部温暖。保持头皮的清洁同样重要，但要避免擦洗或使用过于刺激性的头皮护理产品。温和的洗发动作和轻柔的按摩有助于促进头皮血液循环。对于一些患者来说，佩戴假发或者使用头部装饰物可以帮助提升自信心，减轻脱发带来的心理负担。在脱发期间，患者应该保持良好的营养状况，确保摄入足够的蛋白质和营养物质，有助于头发的健康生长。

3.4.7　如何处理化疗后的食欲减退？

化疗后食欲减退是一种常见的副作用，但患者可以采取一系列措施来缓解这一症状。首先，患者可以选择进食一些多样化、有营养的食物，包括新鲜水果、蔬菜、全谷物、优质蛋白和健康脂肪。少食多餐可能更容易被接受，而大量进食可能会引起不适感。其次，患者应该避免摄入过多的咖啡因和刺激性食物，这些食物可能对食欲产生负面影响。最后，保持充足的水分摄入对维持身体水平和消化功能至关重要。患者可以选择清淡的液体，如汤、果汁、柔和的茶或水。在进食前半小时避免大量饮水，以免影响食欲。

3.4.8　如何处理化疗后的贫血？

处理化疗后的贫血需要采取综合性的治疗策略。首先，医生会考虑使用红细胞生成素类药物来刺激红细胞的生成，促使骨髓释放更多的红细胞。这种治疗通常会在贫血程度较为严重时进行，并需在医生监督下使用。其次，患者的饮食也可以通过增加摄入富含铁、维生素 B12、叶酸等营养素的食物来帮助治疗贫血。肉类、禽类、鱼类、豆类、绿叶蔬菜等食物都是良好的铁和营养素来源。在一些情况下，医疗团队可能会建议患者使用口服铁剂或其他维生素补充剂，以增加营养素的摄入。

3.4.9　如何处理化疗后的白细胞降低？

白细胞是免疫系统的主要组成部分，对于身体抵御感染至关重要。首先，医生可能会监测患者的血常规，并在必要时采取措施，例如使用白细胞生长因子，如重组人粒细胞刺激因子（G-CSF），以促进白细胞的生成和释放。其次，患者可以通过遵循特定的防感染措施来减少感染的风险。这包括勤洗手、避免去拥挤的公共场所、保持身体卫生、避免生食食物、注意饮食卫生等。家庭成员和患者自己应特别留意是否存在潜在的传染源，并在必要时佩戴口罩。饮食方面，患者可以选择富含蛋白质和维生素的食物，以支持免疫系统的正常功能。避免生食和食用未煮熟的食物，确保食物安全，以减少感染的风险。在整个治疗期间，患者应定期接受医生安排的血液检查，以确保白细胞水平在安全范围内。如果白细胞水平过低，医生可能会调整治疗计划，推迟下一轮化疗，或者采取其他措施来维护患者的免疫系统。

3.4.10 如何处理化疗后的血小板降低？

血小板在维持正常血液凝结和止血功能中起着关键作用。首先，医生会密切监测患者的血小板计数，并在必要时采取相应措施。一种常见的处理方式是使用血小板输注，通过将健康供体的血小板输送给患者，以迅速提高患者的血小板水平。这通常在血小板计数降低到一定程度或出现出血倾向时进行，同时可配合重组人血小板生成素治疗。除了输注外，患者还可以通过一些生活方式和饮食方面的调整来帮助管理血小板降低。其次，避免剧烈的运动和活动，以减少创伤和损伤的风险。在日常生活中要小心避免受伤，避免使用尖锐的工具，保持安全的环境。再次，避免摄入过多的咖啡因和酒精，这些物质可能对血小板产生负面影响。在整个治疗过程中，患者应保持良好的口腔卫生，以减少口腔出血的风险。

3.4.11 靶向治疗在小肠恶性肿瘤中有何应用？

靶向治疗通过干扰特定生物学信号途径，抑制癌细胞的生长和扩散，同时减少对正常细胞的损害。对于小肠恶性肿瘤，现阶段靶向治疗尚未有太多证据。一种常见的靶向治疗是抗血管生成疗法，通过抑制肿瘤新血管的形成，减少肿瘤的供血，从而限制其生长。抗血管生成药物，如贝伐珠单抗可能在一些小肠恶性肿瘤的治疗中发挥作用。治疗小肠间质瘤的分子靶向药物是甲磺酸伊马替尼。

3.4.12 靶向药物有哪些副作用？

靶向药物的副作用因药物的种类和作用机制而异。一些普遍的靶向药物副作用可能包括：（1）皮肤反应，如疹病、干燥和色素沉着；（2）胃肠道问题，包括恶心、呕吐、腹泻和食欲减退；（3）高血压，因为某些靶向药物可能干扰血管生成；（4）免疫系统相关的副作用，如免疫抑制，可能导致感染的风险增加；（5）出血倾向，因为一些药物可能影响血小板功能；（6）疲劳和虚弱感；（7）肝脏功能异常。

3.4.13 如何处理靶向药物的副作用？

不同的患者对同一种药物可能有不同的反应，而且靶向药物的副作用通常比传统的化疗药物更温和。对于皮肤反应，例如疹病和干燥，患者可以通过使用温和的护肤品、避免使用过热的水和紫外线照射，以及定期进行皮肤检查来缓解症状。对于胃肠道问题，饮食调整和药物治疗可能有助于减轻恶心、呕吐和腹泻等症状。在出现免疫系统相关的副作用时，医疗团队可能需要调整药物剂量或者暂停治疗，同时给予适当的支持性护理，如抗感染药物。高血压可能需要药物治疗和定期的血压监测，以确保在安全范围内。出现其他副作用时，如疲劳、肝脏功能异常等，医生会根据患者的具体情况采取相应的措施，可能包括调整治疗方案、提供支持性治疗或引入其他药物来减轻症状。

3.4.14　免疫治疗是否适用于小肠恶性肿瘤？

免疫治疗的核心理念是通过激活患者自身免疫系统，使其能够更有效地识别和攻击癌细胞。小肠恶性肿瘤表达与免疫细胞相互作用的分子，使得免疫治疗成为一种合理的选择。特定类型的免疫治疗药物，如 PD-1/PD-L1 抑制剂，已在一些肠道恶性肿瘤的治疗中取得了显著的进展。这些药物可以阻断癌细胞利用 PD-L1 抑制 T 细胞的能力，从而增强免疫系统对癌细胞的攻击。免疫治疗的疗效可能会因患者的肿瘤特征和免疫状态而异，因此需要进行个体化的治疗方案。

3.4.15　免疫治疗有哪些副作用？

免疫治疗的副作用通常与其激活患者免疫系统的机制有关，而这种激活可能会影响正常组织和器官。一些常见的免疫治疗副作用包括免疫相关的炎症反应，可能影响多个器官系统。其中，最常见的是免疫相关的皮肤反应，如疹病、瘙痒和干燥。免疫治疗还可能引起胃肠道反应，包括恶心、呕吐、腹泻和食欲减退。免疫治疗的另一个常见副作用是免疫相关的内分泌毒性，可能导致甲状腺功能异常、肾上腺功能不全等。免疫治疗还可能引发肺部炎症，表现为咳嗽、呼吸急促和胸痛。此外，免疫治疗可能增加免疫系统攻击正常组织的风险，导致免疫相关的副反应，如肝功能异常、关节炎和神经炎症。需要强调的是，免疫治疗的副作用通常相对温和，与传统的化疗相比，患者在接受免疫治疗时通常体验到更少的毒性反应。然而，及时监测和管理这些副作用仍然至关重要，以确保患者能够继续从治疗中获益，同时减轻不适和提高生活质量。

3.4.16　如何处理免疫治疗的副作用？

处理免疫治疗的副作用需要一个综合而个体化的策略，以确保患者在接受治疗的同时能够获得最佳的抗癌效果，并减少不适感和不良反应。首先，医疗团队在治疗开始前会详细告知患者可能发生的副作用，并定期进行临床监测和相关检查。在出现副作用时，医生可能会根据其严重程度和具体症状采取不同的措施。常见的副作用包括免疫相关的皮肤反应，如疹病和瘙痒，可以通过使用外用药物、调整免疫治疗剂量或暂停治疗进行管理。胃肠道反应，如恶心、呕吐和腹泻，可能需要调整饮食、使用药物进行控制。免疫相关的内分泌毒性可能需要替代激素治疗。总体而言，及时监测、个体化的处理和密切的沟通是成功处理免疫治疗副作用的关键。

3.4.17　放射治疗对小肠恶性肿瘤的治疗有何影响？

放疗的主要目的是通过高能量的放射线破坏肿瘤细胞，抑制其生长和分裂，以减轻症状、提高生存率和降低复发风险。除小肠肉瘤对放疗有一定的敏感性外，大多数小肠恶性肿瘤对放疗不敏感，通常不选择放疗治疗，但对肝内多发性转移灶的小肠神经内分泌瘤患者，放疗有缓解症状的作用。小肠是一个相对敏感的器官，因此放射治疗的设计需要仔细考虑，以减少对周围正常组织的损伤。现代放射治疗技术如3D适形放射治疗（3D-CRT）和调强放射治疗（IMRT）使得更精确的照射成为可能，最大限度地减少了对健康组织的影响。

3.4.18　放疗在小肠恶性肿瘤中的副作用有哪些？

放疗在小肠恶性肿瘤的治疗中可能引起一系列副作用。由于小肠属于消化道器官，放疗可能对周围的正常组织产生一定影响。常见的副作用包括局部反应和全身反应。在局部方面，小肠恶性肿瘤的放疗可能导致腹部皮肤发红、瘙痒、脱屑以及放射区域的肠黏膜受损，引发腹泻、腹痛和肠道不适。这些症状可能会影响患者的生活质量，需要及时管理。在全身方面，放疗可能引起疲劳、食欲不振、体重减轻等全身性症状。此外，由于小肠是一个移动的器官，其位置相对不稳定，放疗时容易受到肠道蠕动和呼吸等因素的影响，可能增加放射治疗的复杂性。因此，在制订治疗计划时，医疗团队会仔细考虑如何最大限度地减少对周围正常组织的损伤，同时保证对肿瘤的有效照射。

3.4.19　如何处理小肠恶性肿瘤中放疗的副作用？

对于局部反应，例如皮肤红肿、腹泻和腹痛，医生通常会推荐使用局部药物和护理，如保湿剂、局部镇痛药物，以及特定的皮肤护理措施。对于全身性反应，如疲劳、食欲减退和体重下降，患者可能需要营养支持和体力活动的适度调整。在处理骨髓抑制引起的血液学副作用时，医生可能会监测血细胞计数并采取相应的干预措施，包括补充血液成分或暂停放疗以允许骨髓康复。

3.4.20 治疗方案的持续时间和周期如何确定?

治疗方案的持续时间和周期在小肠恶性肿瘤的管理中是根据多个因素进行个体化确定的。首先,医疗团队会考虑肿瘤的类型、分期和生物学特征。不同类型的肿瘤可能对治疗的反应不同,因此治疗方案需要根据具体情况进行调整。其次,手术后的姑息治疗或根治性治疗会影响治疗的周期。如患者接受手术切除后,可能需要进一步的放疗或化疗以防止复发。这通常涉及一系列的治疗周期,每个周期之间可能有休息期。放疗的周期通常会根据具体治疗计划确定,可以是每日疗程,也可以是每周一定数量的疗程。化疗的周期也取决于所使用的药物以及患者的耐受性和反应。一般而言,治疗周期可能会持续数个月,具体取决于患者的反应和肿瘤的特性。

3.4.21 哪些因素影响了治疗方案的选择?

小肠恶性肿瘤治疗方案的选择受多种因素的影响,这包括患者的个体特征、肿瘤的生物学特性和病情分期。首先,肿瘤的类型和分期是决定治疗方案的关键因素。不同类型的小肠癌可能对化疗、放疗或手术有不同的敏感性,而分期则指导了治疗的目标,如根治性手术或姑息性治疗。其次,患者的整体健康状况、年龄和存在的合并症也是治疗选择的考虑因素,因为这些因素可能影响患者对治疗的耐受性和康复能力。再次,治疗方案的制定也受到患者个体化的因素和偏好的影响,例如对于手术、放疗或化疗的接受程度。综合考虑这些因素,医疗团队可以制定出最适合患者的治疗方案,旨在最大限度上控制肿瘤并提高患者的生存率和生活质量。

3.5

小肠恶性肿瘤的术后康复

3.5.1 术后康复过程中需要哪些关键步骤?

术后康复对于小肠恶性肿瘤的患者至关重要,关键步骤包括:首先,患者需要在手术后进行密切的监测和护理。手术后的早期,医护团队会关注患者的生命体征、疼痛管理以及任何可能的并发症。定期的临床评估和影像学检查有助于监测手术区域的愈合情况。其次,康复期间的饮食管理至关重要。由于小肠是消化和吸收的重要器官,手术可能影响患者的营养状态。专业的营养支持团队会制订个体化的饮食计划，确保患者获得足够的营养，促进康复和免疫功能的恢复。最后，定期的随访和监测是术后康复不可或缺的步骤。医生会定期评估患者的病情，调整治疗计划，并确保任何潜在的并发症得到及时处理。总体而言，术后康复是一个多学科合作的过程，需要医疗团队的协同工作，以确保患者获得全面的护理和支持，促进他们尽早、安全地恢复到正常生活。

3.5.2 饮食和营养在术后康复中有何重要性？

手术可能会影响患者的食道、胃或小肠的功能，因此，正确的饮食和充分的营养支持对于促进愈合、维持营养平衡以及提高患者的整体康复至关重要。首先，合理的饮食计划应该满足患者的能量需求，以帮助维持身体的基础代谢和支持日常活动。其次，饮食中应包含足够的蛋白质，有助于伤口愈合、提高免疫系统功能和维持肌肉质量。再次，维生素和矿物质的摄取也是至关重要的，因为它们在细胞生长、免疫系统功能和骨骼健康等方面发挥着重要作用。良好的饮食和营养不仅有助于减轻患者的症状和提高生活质量，还能增强患者对治疗的耐受性，为全面康复奠定基础。

3.5.3 康复过程中如何应对疲劳和虚弱？

在小肠恶性肿瘤的康复过程中，患者常常面临疲劳和虚弱的挑战，这可能是手术、化疗或其他治疗方式的副作用。应对疲劳和虚弱的策略包括综合性的生活方式调整和医学干预。首先，患者应注意合理安排休息和活动，保持适度的运动，避免过度疲劳。良好的睡眠质量也是至关重要的，建议保持规律的作息时间和创造一个舒适的睡眠环境。其次，饮食方面应注重均衡，确保摄入足够的营养，特别是高质量的蛋白质和维生素，以支持身体的能量需求和免疫系统功能。再次，医学干预方面，医生可能会考虑调整治疗方案，减轻患者的身体负担，并针对疲劳症状采用合适的药物管理。最后，康复过程中，患者和医疗团队的密切合作是关键。

3.5.4 如何管理术后可能出现的并发症？

术后并发症的管理对于小肠恶性肿瘤患者的康复至关重要。首先，及时而有效的疼痛管理是关键，可以通过药物治疗、物理治疗以及心理支持来缓解手术后的疼痛感。医生会根据患者的疼痛程度和个体差异制订个性化的镇痛计划。其次，在术后，患者可能面临营养不良的风险，特别是如果手术涉及小肠的吸收功能。营养师的介入是至关重要的，他们可以制订适合患者需求的饮食计划，并可能推荐营养补充剂，以确保患者获得充足的营养支持。术后并发症还可能涉及手术切口愈合问题，如感染或瘢痕形成。定期的伤口护理和医生的监测可以有效预防和处理这些问题。患者应保持伤口清洁，遵循医生的护理建议，及时报告任何异常症状。最后，术后的监测和随访也是管理并发症的重要部分。医生会定期评估患者的恢复状况，通过影像学检查和实验室测试来监测癌症复发的迹象。患者应积极参与随访，向医疗团队报告任何新的症状或不适，以便及时发现并处理潜在的问题。总体而言，对术后并发症的全面管理需要多学科协作，包括外科医生、营养师、疼痛管理专家和康复团队，以确保患者能够尽早、安全地康复并维持良好的生活质量。

3.5.5　康复期间需要哪些体力活动和锻炼？

康复阶段的体力活动应该是渐进性、个性化的，并由专业的康复专家根据患者的身体状况和治疗进展量身定制。初期的活动可能包括简单的步行、伸展运动和轻度的耐力训练，以帮助患者逐渐恢复身体的力量和灵活性。

3.5.6　如何处理术后的疼痛和不适？

有效的疼痛管理至关重要。医生会根据手术的性质、患者的个体差异以及术后疼痛的程度来制订个性化的疼痛管理计划。通常包括药物治疗，如镇痛药的使用，旨在减轻疼痛并提高患者的舒适度。各种镇痛药物，包括非甾体抗炎药、阿片类药物和神经阻滞剂等，可能在疼痛管理中起到不同的作用。

3.5.7　术后康复的时间跨度是多久？

术后康复的时间跨度因个体差异、手术类型、治疗方案以及患者的整体健康状况而异。一般而言，小肠恶性肿瘤的术后康复过程是一个渐进的过程，可能需要数周到数月的时间，有时甚至更长。初期的康复阶段通常包括术后的恢复期，此时患者主要致力于休息、创口愈合和疼痛管理。随后，逐渐引入康复性的体力活动和物理治疗，以帮助患者逐步恢复身体功能，提高生活质量。在康复的不同阶段，医疗团队将定期评估患者的进展，并根据需要调整治疗计划。

-------------------------------------- 3.6 --------------------------------------

评估预后并降低复发风险

3.6.1　小肠恶性肿瘤的预后如何评估?

小肠恶性肿瘤的预后评估是一个复杂的过程,涉及多个因素的综合考量。首先,肿瘤的病理特征对预后起着关键作用。肿瘤的类型、分级和分期等信息提供了对其生物学行为和患者预后的重要线索。分期系统涵盖了肿瘤在原发部位的扩散程度以及是否有淋巴结转移或远处转移,这些信息对于预测患者的生存期具有重要意义。除此之外,患者的整体健康状况、年龄、性别以及患病前后的身体状况变化也是预后评估的关键因素。合并疾病、免疫状态和患者对治疗的反应等也会对预后产生影响。医生还会考虑患者接受的治疗方式,包括手术、化疗、放疗等,以及治疗的效果。分子生物学和遗传学的进展也为预后评估提供了新的维度,某些分子标志物的存在或缺失可能与患者的生存期相关联。总体而言,综合性的、多因素的评估是肿瘤预后评估的基础,医疗团队需要根据患者的具体情况和病理学特征来制定个性化的治疗方案,并定期评估患者的响应和进展。尽管小肠恶性肿瘤相对较为罕见,但及早的诊断和全面的治疗方案可以显著改善患者的预后。

3.6.2　影响小肠恶性肿瘤预后的因素有哪些?

影响小肠恶性肿瘤预后的因素非常复杂,包括肿瘤本身的病理特征、患者的整体健康状况以及接受的治疗方式等多个方面。首先,肿瘤的病理特征对预后有着直接影响,包括肿瘤的类型、分级和分期。不同类型的肿瘤可能具有不同的生物学行为,而分级和分期则反映了肿瘤在身体内的扩散程度。分子生物学和遗传学的角度也提供了影响预后的信息,某些基因突变或表达水平的改变可能与肿瘤的侵袭性和复发风险相关。其次,患者的整体健康状况也是一个关键因素,包括年龄、性别、合并疾病的存在以及免疫状态。老年患者、合并其他疾病或免疫功能受损的患者可能预后较差。最后,治疗方案也是影响预后的关键因素,包括手术切除的程度、化疗和放疗的应用,以及患者对治疗的反应。及早诊断和全面的治疗往往有助于提高预后。在整个治疗过程中,医疗团队需要密切监测患者的病情变化,及时调整治疗计划,以实现最佳的预后结果。综合而言,小肠恶性肿瘤预后的评估是一个综合性的过程,需要考虑多个因素的相互作用。

3.6.3 未见远处转移的小肠恶性肿瘤治疗后多久复查一次？

一般而言，在治疗完成后，医生会安排患者进行定期的随访和复查，以监测患者的病情和评估治疗效果。这些复查通常包括临床检查、影像学检查（如 CT 扫描或 MRI）以及可能的实验室检查。初期的复查通常会更为频繁，例如每隔 3 个月进行一次。随着时间的推移，如果患者的病情稳定，医生可能会逐渐延长复查的间隔至半年或 1 年进行一次。复查的目的是早期发现任何可能的肿瘤复发或其他病变，以便及时调整治疗方案。在复查期间，医生还会评估患者的生活质量、治疗后的副作用以及任何可能的长期影响。

3.6.4 复查过程中的肿瘤标志物有何作用？

在复发风险评估中，肿瘤标志物起到了关键的作用。肿瘤标志物是一些生物体内的分子、蛋白质或其他指标，它们在肿瘤发展和复发过程中发生变化，通过监测这些标志物，可以提供有关患者肿瘤状态的信息。肿瘤标志物在复发风险评估中的作用主要包括以下几个方面：首先，肿瘤标志物可以用于早期发现肿瘤的复发。通过定期检测患者的血液样本或其他体液中的特定标志物，医生能够在肿瘤复发前识别患者的变化，从而采取早期干预措施，提高治疗的成功率。其次，肿瘤标志物还可用于监测治疗的效果。在治疗过程中，肿瘤标志物的变化可以反映出患者对治疗的反应，有助于医生调整治疗方案，确保患者得到最佳的治疗效果。最后，肿瘤标志物在个体化治疗中也发挥着重要作用。特定的肿瘤标志物可以指导医生选择更合适的治疗方法，包括靶向治疗和免疫治疗，以提高治疗的精准度和患者的生存率。总体而言，肿瘤标志物在复发风险评估中是一种重要的辅助工具，通过其敏感性和特异性，有助于更全面地评估患者的肿瘤状况，为个体化的治疗方案提供依据。

3.6.5 治疗后追踪和监测的重要性是什么？

治疗后的追踪和监测对于肿瘤患者至关重要。首先，它可以帮助医生评估患者治疗的效果和肿瘤的状态。通过定期的检查和影像学检查，医生能够观察肿瘤的缩小、稳定或复发情况，从而调整治疗方案，确保患者获得最佳的治疗效果。其次，治疗后的追踪有助于及时发现和处理潜在的治疗并发症。一些治疗可能引起不良反应或其他健康问题，及时的监测可以使医生在问题发展到严重阶段之前采取预防或治疗措施，提高患者的生存质量。总体而言，治疗后的追踪和监测是一个全面的管理策略的重要组成部分，可以更好地指导治疗，改善患者的生活质量，同时最大限度地提高治疗的成功率。

3.6.6　患者预后是否与治疗方式有关?

患者的预后与选择的治疗方式密切相关。治疗方式的选择取决于多种因素,包括肿瘤的类型、分期,患者的整体健康状况,以及治疗的可行性。不同类型的肿瘤可能需要不同的治疗策略,包括手术、放射疗法、化学疗法、靶向治疗和免疫治疗等。手术是治疗许多小肠恶性肿瘤的主要方式,特别是对于早期阶段的肿瘤,手术可以通过切除肿瘤来达到治疗的目的。放射疗法和化学疗法常常用于在手术前或手术后减小肿瘤体积、控制复发或杀灭残留的癌细胞。靶向治疗和免疫治疗则通过干预肿瘤生长的特定通路或增强免疫系统的活性,为某些类型的小肠恶性肿瘤提供了新的治疗选择。治疗的成功与否直接关系到患者的预后。早期诊断和综合治疗往往有助于提高治疗成功的机会,减少复发和转移的风险。在治疗方案中,医生通常会根据患者的具体情况制订个性化的计划,包括维持患者的生活质量和心理健康。然而,预后受到许多因素的影响,包括肿瘤的生物学特性、治疗反应、患者的整体健康状况以及可能存在的其他合并症。因此,一个综合而个体化的治疗计划,以及对患者的持续监测和随访,都是提高患者预后的重要因素。

3.6.7　如何处理复发和转移的情况?

首先,全面的评估包括体格检查、影像学检查和实验室检查,以了解复发和转移的程度和位置。治疗的目标是尽可能控制肿瘤的生长,缓解症状,并提高患者的生存率和生活质量。在制订治疗计划时,医生会考虑患者的整体健康状况、耐受性、治疗目标以及可能的副作用。治疗的选择也可能涉及临床试验,以探索新的治疗方法和药物。复发和转移的情况通常需要长期的监测和随访,以及持续的康复支持。医生会与患者共同制订定期的随访计划,评估治疗效果,及时调整治疗方案,并提供必要的支持和建议,以最大限度地提高患者的生存率和生活质量。

3.6.8　小肠恶性肿瘤复发风险降低的方法有哪些?

降低小肠恶性肿瘤复发风险的方法包括综合的治疗策略和生活方式的调整。

首先,个体化的治疗方案是关键,其中可能包括手术、放射疗法、化学疗法、靶向治疗和免疫治疗的组合。手术能够切除原发肿瘤;放射疗法可以用于局部控制或减轻症状;化学疗法通过药物系统性地攻击癌细胞;靶向治疗则干预特定分子通路;而免疫治疗则强化免疫系统来对抗肿瘤。

其次，生活方式的改变也对降低复发风险至关重要。保持健康的饮食习惯、摄取足够的营养、避免过度饮酒和戒烟对于预防复发都有积极的影响。定期的体育锻炼不仅有助于保持身体健康，还可能减少肿瘤的复发风险。保持健康的体重和管理慢性疾病也是重要的因素。患者在治疗后的随访和监测同样至关重要，定期进行体检、影像学检查和实验室检查，以及与医疗团队密切合作，及时调整治疗方案。与医生建立密切的沟通和信任关系，积极参与康复计划和生活方式的调整，对于降低复发风险和提高生存率都起到关键作用。

3.7

小肠恶性肿瘤的遗传和家族风险

3.7.1 家族中是否存在小肠恶性肿瘤的遗传倾向？

小肠恶性肿瘤的遗传倾向通常涉及家族遗传因素。在一些家庭中，可能存在遗传性疾病或家族性癌症综合征，这些情况可能增加患小肠恶性肿瘤的风险。一些遗传性癌症综合征，如家族性腺瘤性息肉病（FAP）或遗传性非息肉性结直肠癌（HNPCC），也称为林奇综合征，可能导致小肠恶性肿瘤的发生。对于个体而言，如果家族中有多个成员患有小肠恶性肿瘤，特别是在年轻时患病，家族遗传倾向的可能性就会增加。

3.7.2 小肠恶性肿瘤发病的高危因素有哪些？

（1）不良的饮食习惯，如高脂肪、高蛋白、低纤维素饮食，吸烟，酗酒等。不健康的生活饮食可通过活性氧簇的产生导致 DNA 破坏，增加肿瘤的发生率。

（2）癌前病变。此类肿瘤的癌前病变主要有家族性腺瘤性息肉病、遗传性非息肉性结直肠癌、克罗恩病、乳糜泻、溃疡等疾病，癌前病变得不到及时治疗，反复迁延不愈会进展为癌症。

（3）除上述危险因素外，分子遗传学亦对其发生起重要作用。K-RAS、BRAF 基因突变，5q 等位基因缺失，DNA 错配修复，均与原发性小肠肿瘤的发病有关。

3.7.3 家庭成员应如何管理小肠恶性肿瘤的风险？

对于存在小肠恶性肿瘤风险的家庭成员，有效的管理至关重要。首先，建议这些家庭成员进行遗传咨询，以了解家族病史和潜在的遗传风险。家庭成员可能需要定期的临床检查和筛查，以便早期发现任何异常或潜在的癌变。这可能包括小肠内窥镜检查、影像学检查以及其他与家族病史和风险相关的筛查方法。这些监测措施可以帮助患者提前发现小肠肿瘤或息肉，并采取及时的干预措施。其次，基因检测可能是一个有效的选择，尤其是对于已知携带遗传性突变的家庭成员。基因检测可以确定患者是否携带与小肠恶性肿瘤相关的特定基因突变，为个性化的预防和治疗方案提供更多信息。最后，采取健康的生活方式也是管理风险的关键。良好的饮食、适度的运动、戒烟和限制酒精摄入等健康的生活方式可以帮助减少小肠恶性肿瘤的风险。

3.7.4　家族风险评估的重要性是什么？

家族风险评估在肿瘤学中具有重要性，因为遗传因素在某些肿瘤的发病中扮演着关键角色。通过对患者家族病史的详细收集和分析，医生可以识别出家族中可能存在的遗传突变或癌症病例的集群。这种评估有助于确定个体患者的患癌风险，并采取相应的预防和监测措施。对于家族中存在肿瘤病例的患者，家族风险评估可以帮助医生更全面地了解患者的患癌风险水平。这种信息对于决定个性化的筛查方案、预防措施和治疗计划至关重要。在高风险家族中，可能需要更频繁或更早的进行筛查，采用更强有力的预防方法，甚至进行基因测试以明确患者是否携带特定的致癌基因突变。此外，家族风险评估也对于指导亲属的筛查和监测具有重要意义。如果患者家族中存在患有遗传性癌症风险的成员，他们可能会受益于更密切的监测和可能的预防措施，这可以帮助早期发现癌症或癌前病变，提高治疗的成功率和生存率。

3.8

预防小肠恶性肿瘤

3.8.1　有哪些生活方式因素与小肠恶性肿瘤风险相关？

小肠恶性肿瘤的发生与多种生活方式因素有关。首先，饮食习惯是一个重要的因素，高脂肪、低纤维饮食与小肠癌的风险可能存在一定关联。摄入大量红肉、加工肉类和高糖饮食可能与小肠恶性肿瘤的发生有关。其次，过量饮酒和吸烟也被认为是小肠癌的危险因素。吸烟是小肠癌发生的危险因素之一，烟草烟雾中的有害物质可能对小肠黏膜产生不良影响，长期吸烟与小肠癌的风险增加有关。最后，肥胖和缺乏体力活动也是小肠恶性肿瘤的风险因素。肥胖与慢性炎症和代谢异常有关，这些因素可能增加小肠癌的发生风险。缺乏体力活动与肥胖相关，同时运动能够促进肠道健康，对降低小肠癌风险具有积极作用。总体而言，健康的生活方式对于小肠恶性肿瘤的预防至关重要。保持均衡的饮食、限制高脂肪和加工食品的摄入、戒烟戒酒、保持适度的体重、积极进行体育锻炼，都有助于降低小肠癌的风险。然而，这些因素的作用是复杂而多样的，最好的预防策略是综合考虑各种生活方式因素，保持整体健康。

3.8.2　饮食习惯如何影响小肠恶性肿瘤的发生？

一些研究表明，高脂肪、低纤维的饮食可能与小肠癌的风险增加有关，过多的脂肪摄入被认为可能导致胆酸的过度分泌，这可能对小肠黏膜产生不良影响，从而促进癌变。红肉和加工肉的消耗也与小肠癌风险升高相关，这些肉类可能含有亚硝胺等致癌物质，同时高温烹饪过程中产生的多环芳烃也可能对肠道黏膜产生不良效应。富含膳食纤维的饮食可能与小肠癌的风险降低相关，膳食纤维有助于保持肠道正常蠕动，促进粪便排泄，减少有害物质在肠道停留的时间。此外，水果和蔬菜中富含的抗氧化物质和维生素也具有保护作用，有助于减轻氧化应激对黏膜的损害。总体而言，保持健康均衡的饮食习惯，包括摄入足够的膳食纤维、减少高脂肪和加工肉的摄入、增加水果和蔬菜的消耗，对于降低小肠癌的风险是至关重要的。需要注意的是，单一的饮食因素可能不足以影响小肠癌的发生，因此建议综合考虑多种生活方式因素，保持整体健康。

3.8.3　饮酒和吸烟是否增加患小肠恶性肿瘤的风险？

大量的科学研究已经表明，过度饮酒和吸烟是胃肠道癌症的危险因素之一，其中也包括小肠癌。酒精和烟草中的有害物质可以直接接触到口腔、食道和胃等消化道黏膜，可能引发癌变。饮酒可能导致小肠黏膜直接受到损害，而酒精代谢产物的毒性也可能对肠道细胞造成不良影响。吸烟则释放出大量的有害物质，包括致癌物质，这些物质可以通过血液循环到达小肠，对其黏膜产生损害。此外，烟草中的尼古丁和其他化学物质也可能干扰免疫系统的正常功能，使机体更容易受到肿瘤的侵袭。因此，为了降低患小肠恶性肿瘤的风险，建议减少或避免饮酒和吸烟。这些健康生活方式的调整可以在很大程度上有助于维护肠道健康，减少患癌症的概率。同时，定期接受健康检查、及时发现和处理任何潜在的问题，也是预防小肠癌的重要一环。

3.8.4　体重管理对预防小肠恶性肿瘤有何作用？

体重管理对预防肿瘤的重要性不可忽视，包括小肠恶性肿瘤。过度肥胖与癌症的发生和发展之间存在密切的关系。人体过多的脂肪组织可以分泌一系列的激素和细胞因子，这些物质可能促使肿瘤的生长。此外，肥胖也与慢性炎症、胰岛素抵抗以及代谢紊乱等因素有关，这些都可能在癌症的发生中发挥作用。特别是在小肠恶性肿瘤的预防中，保持健康的体重对于减少患癌风险具有积极作用。过度肥胖不仅与癌症的发生相关，还可能影响肿瘤的生物学行为，增加其侵袭和转移的可能性。因此，采取健康的饮食习惯和适度的体育锻炼，以维持合适的体重，对于降低患小肠恶性肿瘤的风险至关重要。推荐采用均衡的饮食，注重膳食纤维、新鲜蔬菜和水果的摄入，限制高糖、高脂肪、高盐饮食，有助于控制体重，同时提供充足的营养支持免疫系统，从而有助于防范癌症的发生。定期进行身体活动也是维持健康体重的关键组成部分，适度的运动有助于调整体内激素水平，维持代谢平衡，减少肿瘤的发生风险。因此，体重管理在小肠恶性肿瘤的预防策略中具有重要作用。

3.8.5 避免暴露于致癌物质环境中是否重要？

避免暴露于致癌物质环境中对于预防肿瘤的发生至关重要。致癌物质是一类能够导致细胞发生癌变的物质，包括化学物质、放射线和某些病毒。在小肠恶性肿瘤的防范中，减少接触致癌物质可以降低患癌风险。化学污染、吸烟、空气污染、食品中的化学添加剂等都可能包含致癌物质，长期暴露于这些物质环境中可能增加患癌症的风险。因此，采取健康的生活方式和环境管理措施，避免接触这些潜在的致癌物质是一种有效的防癌策略。工作和居住环境中的安全措施，戒烟、选择有机食品、减少化学药物的使用等都是可以帮助减少致癌物质接触的方式。此外，定期接受癌症筛查和体检也是帮助早期发现潜在问题的重要手段，有助于采取及时干预措施。因此，避免暴露于致癌物质环境中是肿瘤预防的一种方式，对于维护整体健康和减少小肠恶性肿瘤的风险至关重要。个体在日常生活中应当保持警惕，采取积极的健康行为，以降低致癌物质的接触和患癌风险。

3.8.6 定期体检和筛查如何帮助早期发现小肠恶性肿瘤？

定期体检和筛查在小肠恶性肿瘤的早期发现中发挥着至关重要的作用。由于小肠深藏在腹腔内，症状不如其他部位的肿瘤明显，因此定期体检和筛查可以帮助识别潜在的问题，实现早期发现和治疗。对于小肠恶性肿瘤，一些常用的筛查方法包括内镜检查，特别是小肠镜检查。小肠镜能够直接观察小肠黏膜，并进行活组织检查，以检测异常细胞的存在。这种方法的优势在于对患者早期病变的发现和诊断，从而提高治疗的成功率。除了小肠镜检查，影像学检查，如 CT 扫描、MRI 和小肠钡餐造影，也可以用于筛查和评估小肠的结构和形态。这些检查方法能够提供更全面的图像信息，有助于医生诊断患者的病情。定期体检和筛查不仅对于早期发现小肠恶性肿瘤至关重要，同时也为患者提供了更早的治疗机会，有助于提高治疗效果和生存率。在医学专家的指导下，个体应该根据自身的风险因素和医生的建议，制订合适的筛查计划，以确保患者能够及时接受必要的检查和治疗。

3.8.7　预防小肠恶性肿瘤的药物是否存在？

目前，尚未有专门用于预防小肠恶性肿瘤的特定药物。小肠恶性肿瘤的发病机制复杂，多因遗传、环境、生活方式等多种因素相互作用而引起，因此在药物预防方面的研究相对较为有限。然而，研究表明，生活方式和饮食习惯的调整可能有助于降低患小肠恶性肿瘤的风险。维持健康的体重、适度的运动、戒烟和限制饮酒等都被认为是有助于预防癌症的通用建议。此外，避免暴露于致癌物质环境中和定期接受医学检查也是预防小肠恶性肿瘤的重要措施。尽管目前尚未有专门的预防小肠恶性肿瘤的药物，但随着科学研究的不断深入，预防和治疗癌症的方法会有所创新。

3.8.8　哪些年龄段的人群更需要关注预防小肠恶性肿瘤？

一般而言，中年和老年人群更需要关注小肠癌的预防。这是因为小肠癌在中年后的发病率显著增加，且老年人患癌风险较高。在这个年龄段，常规体检和筛查更为重要，包括定期的医学检查、影像学检查以及相关生物标志物的监测。此外，对于家族中存在小肠癌病史的人群，无论年龄大小，都应更加密切地关注和预防。家族遗传因素可能增加患小肠癌的风险，因此这些个体可能需要更早、更频繁的筛查和监测。对于年轻人群，尽管小肠癌相对较少见，但健康的生活方式和饮食习惯同样对预防小肠癌具有积极作用。培养健康的生活方式，包括均衡饮食、适度运动、戒烟限酒等，有助于维持整体健康，减少癌症风险。总体而言，针对不同年龄段的人群，定制个性化的预防策略是关键。医生和公共卫生机构应提供全面的健康教育，引导人们在不同生命周期阶段采取适当的预防措施，降低小肠癌的发生率和提高早期发现的机会。

3.8.9　早期筛查的重要性是什么？

早期筛查在小肠癌的管理中具有极其重要的地位。小肠癌通常在早期没有明显的症状，而一旦出现症状往往已经发展到晚期，使治疗变得更加困难。因此，早期筛查的主要目的是在病情进展到不可逆阶段之前，通过检测潜在的病变或癌前病变，提高癌症的早期发现率。通过早期筛查，医生可以在患者尚未出现症状时发现潜在问题，采取及早的治疗和干预措施，从而提高治疗的成功率。对于小肠癌，早期诊断往往能够实现更为局限的手术切除，避免广泛扩散，减轻治疗的负担，提高患者的生存率。早期筛查方法包括体格检查、影像学检查以及特定的生物标志物检测。这些筛查手段的结合运用有助于提高对小肠癌的早期发现率，为患者提供更好的治疗机会。在高风险人群中，家族史和遗传因素也应被纳入早期筛查的范围。总体而言，早期筛查在小肠癌的防治中扮演着关键的角色，通过及早发现和干预，有望提高患者的存活率和生存质量。

第 4 章

结直肠肿瘤

4.1

认识结直肠

4.1.1 什么是结肠，它在人体中的哪个位置？

结肠是介于盲肠与直肠之间的一段大肠，结肠在右髂窝内续于盲肠，在第 3 骶椎平面连接直肠。结肠分升结肠、横结肠、降结肠和乙状结肠 4 部，大部分固定于腹后壁，结肠的排列酷似英文字母"M"，将小肠包围在内。结肠的直径自其起端 6 cm，逐渐递减为乙状结肠末端的 2.5 cm，这是结肠肠腔最狭细的部位。

4.1.2 什么是直肠，它在人体中的哪个位置？

直肠为大肠的末段，长约 15~16 cm，位于小骨盆内。上端平第 3 骶椎处接续乙状结肠，沿骶骨和尾骨的前面下行，穿过盆膈，下端以肛门而终。直肠与骨盆盆腔脏器的毗邻关系男女不同，男性直肠的前面有膀胱、前列腺和精囊腺；女性则有子宫和阴道。因此，临床指诊时，经肛门可触查前列腺和精囊腺或子宫和阴道等。

4.1.3 结肠的主要结构和组成是什么？

结肠分升结肠、横结肠、降结肠和乙状结肠 4 部。

（1）升结肠：下端接盲肠，上缘在肝下与横结肠相连，长 12~20 cm；前面及两侧有腹膜遮盖，使其固定于腹后壁及腹侧壁；前方有小肠及大网膜和腹前壁；后方借疏松结缔组织与腹后壁相连，由上向下有右肾、腰背筋膜，内侧有十二指肠降部、右输尿管。

（2）横结肠：是结肠最长，也是活动度最大部分，长 40~50 cm，在肝曲与升结肠相接，在脾曲与降结肠连接，脾曲位置一般较肝曲为高，横结肠上方是胃，下方是小肠，后方借结肠系膜附着胰腺，前方被大网膜所覆盖。横结肠活动度较大，有时可降至盆腔。

（3）降结肠：上自脾曲与横结肠相接，下在髂嵴水平与乙状结肠相连，长 20 cm，前面及两侧有腹膜遮盖，后方借疏松结缔组织与左肾下外侧、腹横肌腱膜起点及腰方肌相接触。自左季肋部及腰部沿左肾外侧缘向下，至左肾下极，略转向内侧至腰肌侧缘，然后在腰肌和腰方肌之间下行至髂骨骨嵴水平而移行为乙状结肠。

（4）乙状结肠：在盆腔内，位于降结肠和直肠之间，上段较短，称为髂结肠，下段较长，称为盆结肠，长度差异较大，为 20～70 cm；肠管呈"乙"字形弯曲而得名。乙状结肠系膜多较长，活动度大，有时可发生肠扭转，系膜的后面附着于腹后壁，后面有开口向下的乙状结肠间隐窝。

4.1.4　直肠的主要结构和组成是什么？

直肠壶腹内面的黏膜，形成 2～3 条半月状的直肠横皱襞，其中位于前右侧壁的一条，大而恒定，距肛门约 7 cm，相当于腹膜返折的水平。在通过乙状肠镜检查确定直肠肿瘤与腹膜腔的位置关系时，常以此横襞作为标志。这些横襞有承载粪便的作用。

肛管上段的黏膜形成 6～10 条纵行的黏膜皱襞，叫肛柱。各柱的下端有半月形的小皱襞相连，称为肛瓣。在肛瓣与相邻两柱下端之间有小凹陷，称为肛窦。各肛瓣与肛柱下端，共同连成锯齿状的环形线，称为齿状线，为皮肤和黏膜相互移行的分界线。齿状线以下光滑而略有光泽的环形区域，称为肛梳或痔环。痔环和肛柱的深面有丰富的静脉丛，此丛如淤血扩张则易形成痔，在齿状线以上者称为内痔，以下者称为外痔。

直肠周围有内、外括约肌围绕。肛门内括约肌由直肠壁环行平滑肌增厚而成，收缩时能协助排便。肛门外括约肌是位于肛门内括约肌周围的环行肌束，为骨骼肌，可随意括约肛门。

4.1.5　结肠和小肠有什么区别？

结肠和小肠无论在外形上还是在功能上都有明显的不同。外观上，小肠位于结肠的上端，全长 5～7 m，小肠的管径比较小，小肠壁表面光滑；结肠全长 1.5 m 左右，管腔直径比较大，肠壁比较薄，结肠上面有一些特征性的结构，包括结肠带、结肠袋和肠脂垂。小肠又可以分为十二指肠、空肠、回肠，而结肠可以分为升结肠、横结肠、降结肠、直肠。功能上，小肠可分泌很多酶类及消化液物质，主要功能是消化食物及吸收营养物质；而结肠的消化功能主要是吸收水分及少量营养物质以及储存转运粪便。故小肠出现疾病会导致消化营养吸收功能障碍，结肠出现疾病则会导致大便异常改变。不同的肠道，虽然名字不同，功能上也有一些区别，但是又相互成为一个整体，共同完成人类的消化系统。

4.1.6　结肠和直肠有什么区别？

位置上：二者都属于大肠。直肠处于结肠末端，上连乙状结肠，下止于肛门。而结肠处于大肠上端，包括升结肠、横结肠、降结肠、乙状结肠 4 部分，止于直肠。

解剖上：直肠较短，部分直肠被腹膜覆盖，且周围有脂肪覆盖，但是没有结肠带。

结肠范围更广，常呈 M 形排列在腹腔中，有结肠袋、结肠带、脂肪垂，虽没有消化酶，却含有大量细菌。

功能上：直肠分泌的黏液能润滑大便，还能通过刺激肠壁产生便意，在内外括约肌及中枢的协调下促进排便；另外，直肠还能吸收部分水分和电解质等。结肠可分泌碱性物质，保护肠黏膜，润滑肠道，帮助排便；还可吸收水和钠元素，防止出现腹泻。结肠的分泌液也能润滑大便，通过蠕动作用将粪便排至直肠，从而帮助排泄；另外，结肠能吸收部分水分、电解质、葡萄糖等，还能通过细菌的发酵来帮助消化。

4.1.7 直肠和肛管有什么区别？

肛管是消化道的末端，上与直肠相连，下与肛门相接，有解剖学肛管和外科学肛管之分。解剖学肛管指齿状线至肛缘的部分，成人平均长 2.5cm。外科学肛管指肛缘到肛管直肠环平面的部分，成人平均长 4cm。肛管是一个压力很高的区域，参与排便。在非排便时，由于外括约肌的作用，肛管是一个椭圆形的缝隙，防止粪便及直肠内容物溢出来，肛管缺损可引起肛门狭窄。肛管与直肠在结构和功能上均有所不同。

4.1.8 结直肠有什么功能？

（1）排便功能：正常人直肠内通常无粪便，经肠蠕动将粪便推入直肠时，可扩张刺激直肠壁内的感受器，从而引起便意，若条件许可，即可发生排便反射。

（2）大肠内细菌的作用：大肠内主要的细菌是大肠杆菌、葡萄球菌等，主要来自食物和空气，这些细菌通常不致病，菌体内含有分解食物残渣的酶，细菌对糖和脂肪的分解称为发酵，能产生乳酸、乙酸、CO_2、甲烷、脂肪酸、甘油、胆碱等；细菌对蛋白质的分解称为腐败，能产生肽、氨基酸、氨、硫化氢、组胺、吲哚等。大肠内的细菌可合成维生素 B 复合物和维生素 K，可被人体吸收利用。

（3）大肠的运动：① 袋状往返运动，是空腹和安静时最多见的非推进性运动，有助于促进水的吸收；② 分节推进和多袋推动，进食后或副交感神经兴奋时可见；③ 蠕动；④ 集团蠕动：通常始于横结肠，快速且长距离，可将一部分肠内容物推送至降结肠或乙状结肠，常发生于进食后。

（4）吸收：水分和无机盐的吸收。

4.1.9 结直肠的常见疾病有哪些？它们有哪些表现？应该如何治疗？

良性的结直肠疾病包括炎性疾病、损伤性疾病、非肿瘤性息肉性疾病等；恶性结直肠疾病包括结直肠癌、结直肠类癌（神经内分泌肿瘤）等疾病。

此类疾病主要以消化道症状为主，突出表现是排便习惯的改变，如腹痛、腹泻、里急后重、便血等，全身表现为贫血、低蛋白血症、体重减轻、乏力等；若合并肠梗阻可以出现腹痛、腹胀、恶心、呕吐等表现。结直肠恶性肿瘤可有排便次数增多、腹泻与便秘交替、无痛性便血等表现。

结直肠疾病的治疗包括非手术治疗和手术治疗，营养支持和对症治疗也是必不可少的，肠扭转需要禁食、禁水，结直肠癌术后还要根据需要接受化学治疗和放射治疗。

4.2

结直肠恶性肿瘤的发病因素及预防

4.2.1　常见的结直肠良性肿瘤有哪些？

（1）结直肠息肉：指结直肠黏膜表面隆起样病变，可单发，亦可多发。超声内镜下表现为病变位于肠壁的第一、二层，为向腔内突起的结节，呈圆形、卵圆形或乳头状，相对强回声；黏膜下层连续、完整，息肉的基底部不侵犯肠壁的第三层，此为鉴别恶性肿瘤的依据。

（2）黏膜下肿瘤

① 平滑肌瘤：起源于肠壁固有肌层，少数在黏膜肌层。常见肿块较大，呈球形，黏膜面完整，边界清楚，内部低或中等回声，中央可有坏死液化区。

② 血管瘤：多见海绵状血管瘤，亦可见毛细血管瘤及多发性静脉扩张等。有海绵状血管瘤的肠壁增厚，弹性减弱，肠黏膜上有乳头状隆起，隆起物呈液性暗区，与正常肠壁分界清楚。

③ 脂肪瘤：脂肪瘤较多见，多位于黏膜下层，有时可在浆膜下；多数单发，少数可见多发，偶见弥漫性。瘤体呈相对低回声，多数呈结节样、球形、椭圆形甚至分叶状，带蒂；有的不形成瘤结节，壁呈梭形增厚，压之有弹性。

④ 纤维瘤：凡有结缔组织的部位均可发生纤维瘤，常见炎症纤维性息肉，距齿状线 10 cm 内的直肠还可发生纤维肉瘤。肿瘤多起源于黏膜下层，附着于直肠壁上，呈相对低回声，多为广基，少数有蒂。肠壁间的肿块边界多不清晰，但内部回声均匀。

4.2.2　结直肠恶性肿瘤是如何形成的？

结直肠癌是一种原发于结肠或直肠部位的癌症。这些癌症也可以命名为结肠癌或直肠癌，具体取决于它们的原发部位。当体内细胞的生长周期失去控制时，癌症就启动了。几乎身体任何部位的细胞都可能成为癌症，并可能扩散到身体的其他部位。结直肠癌发生的途径有 3 条：腺瘤—腺癌途径（含锯齿状途径）、从无到有途径（De Novo 途径）和炎症—癌症途径。其中最主要的是腺瘤—腺癌途径。

4.2.3　结直肠恶性肿瘤与结直肠良性肿瘤有什么区别？

良性肿瘤与恶性肿瘤有 4 个区别：其一，生长方式不同。一般来说，良性肿瘤外部都有完整的包膜，不会轻易侵犯到周围的组织和器官，对身体功能不会造成很大影响。而恶性肿瘤往往无包膜或者包膜不完整，非常容易浸润到周围的组织和器官，会对身体功能造成有害影响。其二，生长速度的差异。一般来说，良性肿瘤生长速度较为缓慢，不会对身体造成影响，有些良性肿瘤甚至会出现停止生长或者萎缩的情况。但恶性肿瘤则完全不同，通过与正常组织争夺营养，生长非常迅速，一般不会自行萎缩。其三，是否出现转移。良性肿瘤一般仅仅在原有的位置，不太会发生远处转移。而恶性肿瘤由于生长迅速，具有极强的远处转移的能力，转移通常是通过淋巴管和血管发生，但也可以通过直接浸润、肿瘤脱落直接种植到其他组织。其四，危害性存在差异。一般来说，良性肿瘤危害不大，很少危及生命。

4.2.4　溃疡性结肠炎会发展成结直肠恶性肿瘤吗？

溃疡性结肠炎在一定条件下确实会增加结肠癌的风险，但不是每个患有溃疡性结肠炎的人都会发生癌变。溃疡性结肠炎是否会癌变，需具体分析。

如果溃疡性结肠炎患者的结肠持续处于活动状态，即有持续性的炎症存在，那么发生结肠癌的风险较高。另外，溃疡性结肠炎的持续时间也与癌变风险有关。长期患有溃疡性结肠炎的人比短期患有溃疡性结肠炎的人更容易发生结肠癌。还有整个结肠受累的溃疡性结肠炎患者，特别是右侧结肠炎症持续存在的患者，其癌变风险较高。

积极治疗和控制溃疡性结肠炎炎症很重要。如果溃疡性结肠炎患者的炎症得到有效控制和缓解，发生结肠癌的风险相对较低。另外，定期进行结肠镜检查以及组织活检，早期发现和治疗癌前病变或早期结肠癌，癌变的风险会降低。

根据医生的建议进行治疗和随访，定期检查和积极控制炎症是预防结肠癌的关键。

4.2.5　克罗恩病会发展成结直肠恶性肿瘤吗？

克罗恩病是结直肠癌的重要危险因素。克罗恩病患者的结肠癌发病率及死亡率相对于一般人群更高，发生结直肠癌的风险是普通人群的 2～3 倍，特别需要关注 40 岁以下、结肠慢性炎症以及原发性硬化性胆管炎、长期存在肛周瘘管和脓肿的患者。克罗恩病患者发生结直肠癌的风险一般在诊断出克罗恩病后 7～8 年才会增加。与其他结肠癌相比，它的起病往往更隐蔽，通常在发作之前不会引起任何症状。因此，克罗恩病患者即使情况良好，也必须接受严密监视。

4.2.6　结直肠息肉会发展成结直肠癌吗？

肠息肉，是指一类从肠黏膜表面突出到肠腔内的异常生长的组织，在没有确定病理性质前统称为息肉。研究证实，有 80%～95% 的结肠癌是从息肉一步步演化而来的，但并不是所有的结肠癌都是从结肠息肉发展而来，也并不是所有的结肠息肉都会癌变。

息肉是否会癌变，通常与息肉的大小、数量、病理状况、生长速度等有一定的关系。就息肉本身而言，息肉越大（如大于 1 cm）、形态越不规则、病理绒毛状成分多或者锯齿状腺瘤、有不典型增生，越有可能在短时间内癌变。就病理类型来看，管状腺瘤的癌变率 <5%，管状绒毛状腺瘤癌变率约为 23%，绒毛状腺瘤的癌变率高达 30%～70%，家族性息肉病 40 岁前的癌变率几乎为 100%，而炎性息肉、增生性息肉和幼年性息肉等一般不会癌变。就个体而言，肥胖、脂肪肝、代谢综合征、饮食上喜红肉、高脂、烧烤、少膳食纤维，生活方式不科学，如睡眠差、压力大、熬夜、情绪焦虑抑郁，这些都是促进结肠息肉发展的危险因素。

肠息肉与肠癌的发生息息相关，但也不是一下子就演变成癌的，从息肉演变成癌症一般需要 5～15 年的时间，因此是有充分的时间来预防的。根据医生的建议进行治疗和随访、调整生活方式和饮食习惯、定期检查是预防结直肠癌的关键。

4.2.7　肠结核会发展成结直肠恶性肿瘤吗？

肠结核是临床上较为常见的肺外结核病，是因结核杆菌侵犯肠道而引起的慢性感染，主要累及回盲部回肠及胃等。绝大多数继发于肠外结核，特别是开放性肺结核。发病年龄多为青壮年，女性略多于男性。若积极规范地治疗，肠结核是可以治愈的，病变部位结核菌被消灭或留有钙化灶都是比较良好的结局。如果长期控制不佳，结直肠长期受慢性炎症的刺激可能会转变成癌。

4.2.8　血吸虫病会发展成结直肠恶性肿瘤吗？

血吸虫病是由裂体吸虫属血吸虫引起的一种急、慢性寄生虫病，主要流行于热带亚热带地区，覆盖亚、非、拉美的 70 多个国家，患病人数超 2 亿，是严重危害人体健康和经济社会发展的重大传染病。血吸虫虫卵长期沉积在大肠黏膜，通过不断地刺激肠黏膜而引发癌变，血吸虫病可能改变结直肠癌发病机制，导致血吸虫病和非血吸虫病结直肠癌患者在流行病学、临床特征以及 5 年生存率方面存在差异，因此，对于有接触血吸虫疫水或曾经得过血吸虫病者，要定期做肠镜检查以排除肠癌发生的可能。

4.2.9 吸烟是否与结直肠恶性肿瘤有关联？

吸烟是结直肠癌发病的重要风险因素之一，且与吸烟的年限和总量有一定的剂量效应关系。吸烟量每增加 10 支/天可使结直肠癌风险升高 7.8%，吸烟量每增加 10 年包（年包：数值＝吸烟量×吸烟年数）则可使结直肠癌风险升高 4.4%。与尚在吸烟者相比，戒烟＞25 年的有吸烟史者患结直肠癌的风险显著降低。

4.2.10 饮酒是否与结直肠恶性肿瘤有关联？

过量、长期饮酒与患结直肠癌的风险密切相关，队列研究和病例对照研究的荟萃分析表明，饮酒与结直肠癌的风险呈剂量-反应关系，饮酒量越多，结直肠癌发生风险越高。少量饮酒是否会增加结直肠癌的风险仍存在争议，研究显示，少量饮酒（＜28 g/d）可能不会增加结直肠癌风险，不同年龄和糖尿病状态时，酒精摄入与患者预后差异较大。

饮食因素如低叶酸摄入被认为会增加 2～5 倍患结直肠癌的风险，酒精会对叶酸代谢产生不利影响，饮酒和低叶酸摄入可能会协同作用，或者酒精可以通过叶酸代谢增加患结直肠癌的风险。

4.2.11 糖尿病是否与结直肠恶性肿瘤有关联？

糖尿病是一种以高血糖为特征的代谢性疾病。高血糖则是由于胰岛素分泌缺陷或其生物作用受损，或两者兼有引起。长期存在的高血糖，可能会导致各种组织，特别是眼、肾、心脏、血管、神经的慢性损害、功能障碍。目前国内外多项研究发现糖尿病和结直肠癌发生发展密切相关，糖尿病被视为结直肠癌发生的独立危险因素，其中的病理生理学机制可能涉及糖尿病患者高血糖、高胰岛素血症与胰岛素样生长因子轴、慢性炎症与氧化应激、胃肠动力障碍以及免疫监视功能受损等。此外，糖尿病、结直肠癌发生之间的关联与糖尿病病程也有关，另有研究表明，糖尿病对于结直肠癌患者预后也存在相关性。糖尿病患者应定期检查，严格控制血糖、血脂，积极治疗并随诊。

4.2.12 饮食习惯与结直肠恶性肿瘤是否有关联，哪些饮食习惯容易诱发结直肠恶性肿瘤？

红肉和加工肉类摄入与结直肠癌发病风险增高有关。红肉即哺乳动物的肉类，如牛、羊、猪肉；加工肉类即经过加工的肉类，如火腿肠、罐头、熏（腊、腌）肉、培根等。此外，膳食纤维摄入缺乏与大肠癌的发病呈正相关，且与膳食纤维的来源无关。膳食纤维可以增加排便次数及排便量，并能与某些大分子营养物质结合，从而在减少粪便积蓄时间的同时减少肠腔与致癌物质的接触时间及接触量。水果、蔬菜、钙和乳制品摄入偏低也会增加结直肠癌风险。

4.2.13 哪些食物有助于预防结直肠恶性肿瘤的发生？

（1）少食用红肉和加工肉制品。每增加 100 g/d 的红肉摄入将增加 29% 的结直肠癌（CRC）发生风险，而每增加 50 g/d 的肉制品摄入将提升 21% 的患病概率，其中男性中该相关性尤其显著。因此，世界癌症研究基金会（WCRF）和美国癌症研究所（AICR）建议每周红肉的食用量不应超过 500 g，同时避免食用腌制及熏制的肉类。

（2）多食用全谷物、新鲜的蔬菜和水果。研究发现，每日摄入 10 g 膳食纤维，患结直肠癌的风险下降 10%，每日摄入 30 g 可下降 17%。研究表明，坚持每天多摄入全膳食纤维，结直肠肿瘤风险下降 16%～43%。建议每天摄入 200～400 g 谷类食物，注意粗细搭配，多吃粗粮、杂粮和全谷类食物，稻米、小麦不要研磨得太精细，以免所含的膳食纤维流失，每天吃蔬菜 300～500 g，水果 200～400 g，并注意增加薯类的摄入，每天摄入 30～50 g 大豆或相当量的豆制品。需要注意的是，蔬菜作为膳食纤维的重要来源之一，其摄入量与结直肠癌风险的相关性并不十分显著。然而十字花科类食物的摄入量与结直肠癌风险呈显著负相关。

（3）多饮牛奶和酸奶等乳制品。牛奶被认为可降低以结肠癌为主的 CRC 发病率。研究发现，每天饮用牛奶 300 mL 结直肠癌风险下降 13%，饮用酸奶可降低结直肠癌风险 19%，推荐每日最少饮用 1～2 杯（约 400 mL）牛奶和酸奶。

（4）尽可能少饮各种含糖高的饮料。研究发现，成年人每天饮用 1 杯（240 mL）、2 杯含糖饮料相比每周饮食 1 杯含糖饮料，结直肠癌风险增加 16%、35%；青少年每天饮用 1 杯含糖饮料，结直肠癌风险增加 32%，若是用开水、绿茶、红茶、咖啡或牛奶替代，风险可下降 11%～36%。

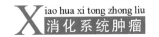

4.2.14 哪些环境因素可能与结直肠恶性肿瘤有关？

过多摄入高脂肪或红肉、膳食纤维摄入不足等是重要因素。近年发现肠道微生态（肠菌等微生物及其代谢产物）紊乱（包括具核梭杆菌等致病菌的肠黏膜聚集）参与结直肠癌的发生发展。土壤中缺钼和硒也是结直肠癌发生的高危因素。

4.2.15 哪些行为习惯可能与结直肠恶性肿瘤有关？

不健康的生活方式，如加工肉制品摄入量高而水果和蔬菜摄入量低、久坐不动、肥胖症、吸烟和过量饮酒、睡眠时间不足、长期熬夜、长期处于焦虑抑郁状态，都会增加结直肠恶性肿瘤发生的风险。

4.2.16 有亲属患有结直肠恶性肿瘤，我也会得结直肠恶性肿瘤吗？

大约 20％的结肠癌病例与家族聚集性相关，结直肠腺瘤或浸润性结直肠癌患者的一级亲属患结直肠癌的风险增加。结直肠癌的遗传易感性包括定义明确的遗传综合征，如林奇（Lynch）综合征（也称为遗传性非息肉病性结直肠癌［HNPCC］）和家族性腺瘤性息肉病（FAP）。

4.2.17 哪些遗传性疾病与结直肠恶性肿瘤有关？

1）Lynch 综合征（遗传性非息肉病性结肠癌或 HNPCC）

Lynch 综合征是最常见的遗传性结直肠癌综合征，它约占所有结直肠癌的 2％～4％。大多数情况下，这种疾病是由 MLH1 或 MSH2 基因的遗传缺陷引起的，但其他基因的变化也可引起 Lynch 综合征。这些基因通常有助于修复受损的 DNA。

当人们相对年轻时，与这种综合征有关的癌症就有发展倾向了。患有 Lynch 综合征的人可能有息肉，但它们往往数量不多。患有这种疾病的人患结直肠癌的终生风险可能高达 80％，但这取决于受影响的基因。患有这种疾病的女性也有很高的患子宫内膜（子宫内的黏膜）癌的风险。与 Lynch 综合征相关的其他癌症包括卵巢癌、胃癌、小肠癌、胰腺癌、肾癌、前列腺癌、乳腺癌、脑癌、输尿管（从肾脏到膀胱的尿液管）癌和胆管癌。

2）家族性腺瘤性息肉病（FAP）

FAP 是由一个人从其父母那里继承的 APC 基因的变化（突变）引起的。所有结直肠癌中约有 1％是由 FAP 引起的。在最常见的 FAP 类型中，数百或数千个息肉发生在人的结肠和直肠中，通常从 10～12 岁开始。早在 20 岁时，癌症就可能会发生在 1 个或更多的息肉中。到 40 岁时，几乎所有患有 FAP 的人都会患上结肠癌，如果他们没有去除结肠以防止结肠癌的话。患有 FAP 的人患胃癌、小肠癌、胰腺癌、肝癌和其他一些器官肿瘤的风险也会增加。

3）波伊茨-耶格（Peutz-Jeghers）综合征（PJS）

简称黑斑息肉综合征，患有这种遗传性疾病的人往往会在嘴周围（有时在他们的手和脚上）出现雀斑，并且在他们的消化道中有一种叫做错构瘤的特殊息肉。这些人患结直肠癌以及其他癌症的风险要高得多，而且他们通常比平均确诊年龄更早确诊。该综合征是由 STK11（LKB1）基因突变引起的。

4）MYH 相关性息肉病（MAP）

患有这种综合征的人会出现许多结肠息肉。如果不经常通过结肠镜检仔细观察，这些息肉几乎会全部发展为癌症。这些人患消化道（胃肠道）和甲状腺癌的风险也增加。这种综合征是由 MYH 基因突变引起的，并且通常在较年轻时即可导致癌症。

4.2.18 如何培养健康的生活习惯预防结直肠恶性肿瘤的发生？

（1）膳食纤维、全谷物、乳制品的摄入：现有研究证据表明，膳食纤维、全谷物、乳制品的摄入可降低结直肠癌发病风险。水果和蔬菜中含有大量纤维素，可溶性植物纤维素能够吸纳较多水分，软化大便和增加大便体积，刺激直肠，更容易排便，减少宿便，从而减少毒素在体内聚集。另外，蔬菜含有多种抗氧化物质、胡萝卜素和叶酸等有益成分，可以预防大肠癌。因此，高纤维素饮食有利于减少大肠癌发病机会。

（2）适当锻炼，避免久坐：有规律的适当的体力运动，适当控制热量摄入，避免肥胖、戒烟、戒酒等，都有利于预防大肠癌。长期久坐会导致血流循环不通畅，影响肠道蠕动和代谢，也增加了粪便中有害成分在结肠内滞留时间。

（3）小剂量阿司匹林：服用小剂量（100～300 mg/d）阿司匹林可降低 26%～36% 的结直肠癌发病风险。一般认为服用 10 年以上方可受益，建议在 70 岁以前开始服用。由于阿司匹林会导致胃肠道出血等并发症的风险，因此需要在专业医师指导下服用。

（4）管住嘴，少吃红肉、烧烤、加工肉类、腌渍食品：脂肪等肉类食物摄入过多会导致大肠癌发病率增加，来源于动物的饱和脂肪与大肠癌发病关系最为密切。动物脂肪在油煎、炸、烤及腌制过程中会产生一些致癌物。

（5）戒烟，戒酒：吸烟是结直肠癌发病的重要风险因素之一，且与吸烟的年限和总量有一定的剂量效应关系。与尚在吸烟者相比，戒烟＞25 年的有吸烟史者患结直肠癌的风险显著降低。过量、长期饮酒与患结直肠癌的风险密切相关。戒烟、戒酒有助于预防结直肠癌的发生。

（6）调整好自己的情绪：研究发现，长期抑郁和焦虑者结直肠癌风险增加 43％。人处于易怒、急躁、焦虑、紧张、忧虑、抑郁等情绪中，结直肠肿瘤的风险会增加，因此，调整好自己的情绪很重要。

（7）保证有 7 小时的睡眠时间：研究发现，每晚睡眠不足 6 小时，结直肠腺瘤发病风险增加 50％。良好的睡眠有助于降低结直肠癌的发病风险。

4.3

结直肠恶性肿瘤的高危人群及筛查

4.3.1　结直肠恶性肿瘤的高发年龄是多少岁？

随着年龄的增长，结直肠癌的危险性增加。发达国家 90％以上病例在 50 岁以上，英国发病高峰年龄为 70 岁，5％～10％为 80 岁；美国发病高峰年龄为 75 岁。近年统计，我国上海中位发病年龄为 61 岁，天津为 64 岁，广州为 66 岁。可见，结直肠癌发病年龄有老年化趋向，随着年龄的增长而增加。但亦不要忽视在发展中国家仍有相当多病例是青少年，我国 30 岁以下的病例占 10％～20％，文献报道最幼者为 9 个月。中山大学附属肿瘤医院 5 000 余例根治术资料中，发病年龄在 7～95 岁之间，中位年龄为 55 岁。一般而言，我国结直肠癌患者较欧美报道的提前 12～18 年。

4.3.2　哪些是结直肠恶性肿瘤的高危人群？

（1）结直肠腺瘤是结直肠癌最主要的癌前疾病。具备以下 3 项条件之一者即为高危腺瘤：① 腺瘤直径≥10 mm；② 绒毛状腺瘤或混合性腺瘤而绒毛状结构超过 25％；③ 伴有高级别上皮内瘤变。

（2）炎症性肠病：特别是溃疡性结肠炎可发生癌变，多见于幼年起病、病变范围广而病程长或伴有原发性硬化性胆管炎者。

（3）其他高危人群或高危因素除前述情况外，还包括：① 大便隐血阳性；② 有结直肠癌家族史；③ 本人有癌症史；④ 长期吸烟、过度摄入酒精、肥胖、少活动、年龄＞50 岁；⑤ 符合下列 6 项之任意 2 项：慢性腹泻、慢性便秘、黏液血便、慢性阑尾炎或阑尾切除史、慢性胆囊炎或胆囊切除史、长期精神压抑；⑥ 有盆腔放疗史者。

4.3.3　哪些人群必须重视定期筛查?

(1) 一级亲属具有结直肠癌病史(一级亲属包括父母、同胞兄弟姐妹、叔叔、姑姑、姨、舅)。

(2) 本人有结直肠癌病史。

(3) 本人有肠道腺瘤病史。

(4) 本人患有 8～10 年长期不愈的炎症性肠病。

(5) 本人粪便潜血试验阳性。

(6) 长期慢性精神刺激者。

(7) 符合下列几项中任意 2 项者:① 慢性腹泻(病程在 2 个月以上的腹泻或间歇期在 2～4 周内的复发性腹泻);② 慢性便秘(病程至少 6 个月以上的便秘);③ 黏液血便;④ 慢性阑尾炎或阑尾切除史;⑤ 慢性胆囊炎或胆囊切除史。

4.3.4　常用的结直肠恶性肿瘤筛查方法有哪些?

结直肠镜是结直肠癌筛查的金标准,不仅可以发现息肉等癌前疾病,还能在肠镜下治疗癌前病变和早癌。如果不愿做或者不能做肠镜检查,可以先做粪便隐血试验,粪便隐血试验对结直肠癌的诊断虽无特异性,亦非确诊手段,但方法简便易行,可作为普查筛检或早期诊断的线索。筛查的目标人群一般在 40～75 岁之间。

对于普通人群建议:① 粪便潜血试验为每年检查 1 次;② 粪便 DNA 检测每 1～3 年 1 次;③ 每 5～10 年做 1 次高质量结肠镜检查。

对于高危人群建议:定期做肠镜检查,检查结果为阳性者根据治疗原则处理,检查结果为阴性者每年复查 1 次大便潜血试验;如筛检出息肉或肿瘤,可选择内镜下或外科手术切除,并进行综合治疗。

4.3.5　出现哪些症状应高度警惕结直肠恶性肿瘤的可能?

(1) 肠道刺激症状,排便习惯发生改变,大便次数增多,腹泻或便秘,或二者交替,肛门坠胀,腹部隐痛等。

(2) 便血:多数间歇出现,有时为黏液血便,有时暗红血便。

(3) 腹痛、腹胀,大便不容易排出等肠梗阻表现,多为大肠癌晚期表现。

(4) 在腹部摸到包块,较硬,排大便后也不消失。

(5) 出现乏力、贫血、消瘦等症状。

对于有上述不适者，建议到医院就诊，完成大便潜血、结肠镜等检查，以明确或排除诊断。

4.4

结直肠恶性肿瘤的诊断方法

4.4.1 结直肠恶性肿瘤的诊断方法有哪些？

1）体格检查

（1）一般状况评价：全身浅表淋巴结特别是腹股沟及锁骨上淋巴结的情况。

（2）腹部视诊和触诊：检查有无肠型、肠蠕动波，腹部是否可触及肿块；腹部叩诊及听诊检查了解有无移动性浊音及肠鸣音异常。

（3）直肠指检：对疑似结直肠癌者必须常规做直肠指检。了解直肠肿瘤大小、形状、质地、占肠壁周径的范围、基底部活动度、肿瘤下缘距肛缘的距离、肿瘤向肠外浸润状况、与周围器官的关系、有无盆底种殖等，同时观察有无指套血染。

（4）三合诊：对于女性直肠癌病人，怀疑肿瘤侵犯阴道壁者，推荐行三合诊，了解肿块与阴道后壁的关系。

2）实验室检查

（1）血常规：了解有无贫血。

（2）尿常规：观察有无血尿，结合泌尿系影像学检查了解肿瘤是否侵犯泌尿系统。

（3）大便常规：注意有无红细胞、白细胞。

（4）粪便隐血试验：针对消化道少量出血的诊断有重要价值。

（5）生化、电解质及肝肾功能等。

（6）结直肠癌病人在诊断时、治疗前、评价疗效、随访时必须检测外周血癌胚抗原（CEA）、CA19-9；有肝转移病人建议检测甲胎蛋白（AFP）；疑有腹膜、卵巢转移病人建议检测CA125。

3）内镜检查

直肠镜和乙状结肠镜适用于病变位置较低的结直肠病变。所有疑似结直肠癌病人均推荐全结肠镜检查，但以下情况除外：

（1）一般状况不佳，难以耐受。

（2）急性腹膜炎、肠穿孔、腹腔内广泛粘连。

（3）肛周或严重肠道感染。

内镜检查报告必须包括：进镜深度、肿物大小、距肛缘距离、形态、局部浸润的范围，对可疑病变必须行病理学活组织检查。

由于结肠肠管在检查时可能出现皱缩，因此，内镜所见肿物远侧与肛缘的距离可能存在误差，建议结合 CT、MRI 或钡剂灌肠明确病灶部位。

4）影像学检查

（1）CT：推荐行胸部/全腹/盆腔 CT 增强扫描检查，用于以下几个方面：① 结肠癌 TNM 分期诊断；随访中筛选结直肠癌吻合口复发灶及远处转移瘤。② 判断结肠癌原发灶及转移瘤辅助治疗或转化治疗效果。③ 鉴别钡剂灌肠或内镜发现的肠壁内和外在性压迫性病变的内部结构，明确其性质。④ 有 MRI 检查禁忌证的直肠癌病人。但须了解 CT 评价直肠系膜筋膜（MRF）状态的价值有限，尤其对于低位直肠癌病人。

（2）MRI：① 推荐 MRI 作为直肠癌常规检查项目。对于局部进展期直肠癌病人，需在新辅助治疗前、后分别行基线、术前 MRI 检查，目的在于评价新辅助治疗的效果。如无禁忌，建议行直肠癌 MRI 扫描前肌注山莨菪碱抑制肠蠕动。建议行非抑脂、小 FOV 轴位高分辨 T2WI 扫描；推荐行 DWI 扫描，尤其是新辅助治疗后的直肠癌病人；对于有 MRI 禁忌证的病人，可行 CT 增强扫描。② 临床或超声/CT 检查怀疑肝转移时，推荐行肝脏增强 MRI 检查（建议结合肝细胞特异性对比剂 Gd-EOB-DTPA）。

（3）超声：推荐直肠腔内超声用于早期直肠癌（T2 期及以下）分期诊断。

（4）X 线：气钡双重 X 线造影可作为诊断结直肠癌的检查方法，但不能应用于结直肠癌分期诊断。如疑有结肠梗阻的病人应当谨慎选择。

（5）PET-CT：推荐常规使用，但对于病情复杂、常规检查无法明确诊断的病人可作为有效的辅助检查。术前检查提示为Ⅲ期以上肿瘤，为了解有无远处转移，可推荐使用。

（6）排泄性尿路造影：不推荐术前常规检查，仅适用于肿瘤较大可能侵及尿路的病人。

5）病理组织学检查

病理活检报告是结直肠癌治疗的依据。活检诊断为浸润性癌的病例，进行规范性结直肠癌治疗，因活检取材的限制，病理活检不能确定有无黏膜下层浸润，诊断为高级别上皮内瘤变的病例，建议临床医师综合其他临床信息（包括内镜或影像学评估的肿瘤大小、侵犯深度、是否可疑淋巴结转移等）确定治疗方案。低位直肠肿瘤在涉及是否保肛决策时，建议病理科医师在报告中备注说明活检组织有无达到"癌变"程度。

推荐对临床确诊为复发或转移性结直肠癌病人进行 KRAS、NRAS 基因突变检测，以指导肿瘤靶向治疗。BRAF V600E 突变状态的评估应在 RAS 检测时同步进行，以对预后进行分层，指导临床治疗。

推荐对所有结直肠癌病人进行错配修复蛋白（MMR）表达或微卫星不稳定（MSI）检测，用于林奇综合征筛查、预后分层及指导免疫治疗等。

MLH1缺失的MMR缺陷型肿瘤应行BRAF V600E突变分子和（或）MLH1甲基化检测，以评估发生林奇综合征的风险。一些结直肠癌抗HER2治疗临床研究获得了可喜的成果，但目前尚无规范的检测判读标准，有条件的单位可适当开展相关工作。

4.4.2 初诊结直肠恶性肿瘤，诊断需要多长时间，需要经历哪些步骤?

结直肠癌诊疗过程可能涉及手术、化疗、放疗、影像学评估、病理学评估、内镜等诊疗手段。研究表明，多学科综合治疗（MDT）模式可改善结直肠癌诊疗水平。具体诊疗流程如下图所示：

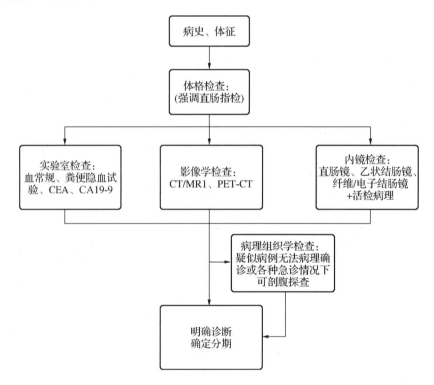

4.4.3 有哪些肿瘤标志物用于结直肠恶性肿瘤的辅助诊断，它们的作用是什么?

结直肠腺癌分泌产生CEA并通过肝脏和肺的细胞清除，成为亚临床肝转移和肺转移的重要指标。临床推荐Ⅰ~Ⅲ期结直肠癌患者术前检测 CEA，术后 2 年内每 3~6 个月检测 1 次，随后每年检测 1 次。而Ⅳ期结直肠癌患者则作为治疗反应标志物，每月检测 1 次。

除此之外，糖类抗原（CA19-9）也是结直肠癌相关肿瘤标志物。CA19-9 是胰腺癌、胃癌、结直肠癌、胆囊癌的相关标志物，大量研究证明 CA19-9 浓度与这些肿瘤大小有关。

有肝转移患者建议检测甲胎蛋白（AFP）；疑有腹膜、卵巢转移患者建议检测 CA-125。

4.4.4　为什么首次就诊病人需要做粪常规？

粪常规是医院进行消化道检查的一个项目。黑便与粪便隐血阳性均为消化道异常的早期预警，当上消化道或小肠上段出血时，常表现为黑便；下消化道出血或结直肠段出血时，粪便可为红色；而当消化道出血量较少时，粪便外观可无异常改变，肉眼不能辨认。因此，对疑有消化道慢性出血的患者，应进行粪便常规及隐血检查，对消化道恶性肿瘤（如胃癌、大肠癌、息肉、腺瘤）的早期筛查及后续治疗方案的选择意义重大。

4.4.5　为什么患者需要做电子肠镜检查？

电子肠镜可使病人病灶部分图像清晰地显示在电脑屏幕上。其镜身直径小，可以从肛门处插入，进入肠道内，镜头能多角度、多方位地进行检查治疗，全新、高智能电脑工作站可进行随机描图，便于病变的对比、查询、会诊等。对胃炎、溃疡病、消化道出血、食管癌、胃癌、大肠癌、大肠息肉、各种肠炎、痔等疾病的诊断和治疗有着决定性的作用。

电子肠镜还可以通过肠镜的器械通道送入活检钳取得米粒大小的组织，进行病理切片化验或其他特殊染色，对黏膜病变的性质进行组织学定性，如炎症程度、癌的分化程度等进一步分级，有利于了解病变的轻重，指导制定正确的治疗方案或判断治疗效果。通过肠镜器械通道还可对结肠一些疾病或病变如息肉、出血、异物等进行内镜下治疗。

结肠癌的确诊主要通过电子肠镜检查，必要时肠镜下活组织检查，以明确诊断。电子肠镜检查是结肠癌检查的金标准，包括早期直肠癌及结肠癌的癌前疾病，如结肠息肉。

4.4.6 电子肠镜检查前的准备工作有哪些？

1）肠镜检查前的化验项目

（1）普通肠镜化验单一般包括乙肝、丙肝、梅毒和艾滋病。

（2）对于需要做全麻肠镜或者需要做息肉切除的，一般会增加3项：血常规、肝肾功能和凝血功能。

（3）全麻肠镜还需要做心电图及麻醉医生评估。

2）肠道准备

肠镜是一种侵入性的检查，医生的技术固然是主要的，但其诊断的准确性和治疗的安全性，很大程度上取决于患者的配合和肠道清洁的质量。

在肠镜检查前，患者需要进行充分的肠道准备。做好肠道准备，要做到以下4点：

（1）饮食准备

检查前3天起，应遵循饮食建议。

检查前3日，尽量不要服用铁剂和铋剂。

检查前2日，不要吃西瓜、哈密瓜、猕猴桃、火龙果、百香果等含籽的水果；不要吃海带、木耳、芹菜、西红柿、空心菜、韭菜等粗纤维蔬菜。少渣饮食，米饭、馒头、鸡蛋、面条都可以。

检查前1日，不要吃水饺、包子、汤圆、馄饨、馅饼、芝麻饼、玉米等。尽量避免饮用带颜色的饮料。

（2）泻药的喝法

推荐服用2～3 L复方聚乙二醇（PEG）等渗溶液进行肠道准备。

在内镜检查前4～6小时，服用PEG等渗溶液2～3 L，每10分钟服用150～250 mL，2～3小时内服完。

服药期间可适当走动，并轻揉腹部加快排泄。

开始服药1小时后，肠道运动加快，排便前患者可能感到腹胀，如有严重腹胀或不适，可放慢服用速度或暂停服用，待症状消除后再继续服用，直至排出清水样便。

如排便性状达不到上述要求，可加服PEG溶液。

对于无法耐受一次性大剂量PEG清肠的患者，可考虑分次服用，即一半剂量在肠道检查前1天晚上服用，一半剂量在肠道检查当天早上或检查前4～6小时服用。

（3）泻药的选择

尽管推荐服用PEG，但是确实有一部分患者不能耐受，影响肠道准备。可以在医生的指导下更换泻药。

（4）便秘患者的肠道准备工作

长期便秘的患者肠道准备效果差，可采用分次服用、预先使用缓泻剂或联合使用促胃肠动力药物的方法提高清肠效果。PEG 建议分 2 次口服，在正式肠道准备前 2～3 天服用治疗便秘的药物，可提高服用 PEG 肠道准备的质量。对于检查日肠道准备仍然很差的，可以考虑清洁灌肠。

3）特殊情况应知

（1）服用抗凝药物的患者：一般要求停服阿司匹林、华法林和波利维 5～7 天，如果目前服用中药活血药物的（如三七等）也要停用，因为肠镜检查时医生会根据情况做活组织检查或息肉切除。

（2）糖尿病患者：应注意适当调整降糖药物，由于检查日当天不能进食，应警惕低血糖。建议当日就诊时自备宝矿力、脉动等无色的含电解质的饮料，或者自备白色巧克力或糖果。

（3）高血压患者：高血压患者可以正常服用降压药。

（4）生理期：女性尽量避免月经期，但如果检查日正好赶上经期，要与医生说明，经医生同意后可以检查。

（5）孕期：怀孕是肠镜的禁忌证。

4.4.7　电子肠镜检查后的注意事项有哪些？

（1）取活检或息肉电切除术后患者需要绝对卧床休息，3 天内勿剧烈运动，不做钡灌肠检查。息肉电切除术后，医生根据患者的病情，一般禁食 3 天。

（2）给予静脉输液。如无排血便，情况满意，可以出院。

（3）初期因空气积聚于患者大肠内，可能感到腹胀不适，但数小时后会渐渐消失。如腹胀明显，患者应告诉医生或护士，医生会根据患者的病情作相应的处理。

（4）休息片刻就可以进流食或吃一些温软的食物，第一顿不宜过饱。肠镜检查时做活检的当天避免辛辣刺激食物，也不要剧烈运动。如果需要切除息肉，应根据内镜医生的要求选择饮食。小息肉切除一般可以进流食，而大息肉切除当日通常要求患者不能进食并适当补液。

（5）若出现持续性腹痛，或大便带出血量多的情况，应及时告诉医生，以免出现意外。

4.4.8　哪些患者可以接受内镜下黏膜切除术（EMR）或内镜下黏膜剥离术（ESD)？

如行内镜下切除或局部切除必须满足如下要求：肿瘤＜3 cm；肿瘤侵犯肠周＜30％；切缘距离肿瘤≥1 mm；活动，不固定；仅适用于 T1 期肿瘤；高或中分化；治疗前影像学检查无淋巴结转移征象；肿瘤出芽 G1。需要注意的是：局部切除标本必须由手术医师展平、固定，标记方位后送病理检查。

4.4.9　电子肠镜检查结果阴性一定不是结直肠恶性肿瘤吗？

电子肠镜检查结果阴性不能完全排除结直肠恶性肿瘤的诊断，存在组织标本取样不够、组织标本坏死组织过多难以明确诊断等可能。必要时可重复检查。

4.4.10　电子肠镜检查结果阳性怎么办？

需要再次行电子肠镜检查或选择转移灶穿刺活检、胸腹水细胞学检查、外周血液体活检等方式明确病理类型。

4.4.11　确诊结直肠恶性肿瘤后还需要完善什么检查？

还需要进行影像学检查以进行分期诊断，还需要进行常规的血液学检查，心功能、肝肾功能检查，营养评分等，以评估一般情况，为后续治疗做好准备。

4.4.12　做了电子肠镜，结直肠肿瘤患者还需要做 CT 检查吗？

还需要做 CT 检查。CT 检查为首选临床分期手段，我国多层螺旋 CT 广泛普及，特别推荐胸腹盆腔联合大范围扫描。在无 CT 增强对比剂禁忌情况下均采用增强扫描，常规采用 1 mm 左右层厚连续扫描，并推荐使用多平面重建图像，有助于判断肿瘤部位、肿瘤与周围脏器（如肝脏、胰腺、膈肌、结肠等）或血管关系及区分肿瘤与局部淋巴结，提高分期准确率。

4.4.13　增强 CT 检查与 CT 平扫检查有什么区别？

增强 CT 需要静脉注射造影剂，让造影剂随着血液流动分布到身体各器官组织中，器官和病变内的造影剂浓度出现差别形成密度差，再通过 CT 扫描让病变组织与周围正常组织对比，判断病变性质。也可以通过检查了解病变部位的出血情况以及血液供应是否丰富。与普通平扫 CT 相比，增强 CT 的准确性更高，它能获取更多有价值的信息。我国多层螺旋 CT 广泛普及，特别推荐胸腹盆腔联合大范围扫描。在无 CT 增强对比剂禁忌情况下均采用增强扫描。

4.4.14　什么情况下结直肠肿瘤患者需要做钡餐？

大肠钡剂灌肠造影，简称钡剂造影，是将硫酸钡乳液灌入患者的肛门，让患者的结肠、直肠和大肠在 X 射线下成像。硫酸钡在人体内不溶，可以附着在消化道管壁上，阻挡 X 射线穿过，因此可以显示消化道的形态。有些患者需要服用硫酸钡乳液（称为"钡餐"）以显示肠道的形状。

一般来说，钡剂造影只会用于大肠、小肠等一般插入式仪器较难到达的位置。

4.4.15　什么情况下结直肠肿瘤患者需要做 MRI？

（1）推荐 MRI 作为直肠癌常规检查项目。对于局部进展期直肠癌病人，需在新辅助治疗前、后分别行基线、术前 MRI 检查，目的在于评价新辅助治疗的效果。如无禁忌，建议行直肠癌 MRI 扫描前肌注山莨菪碱抑制肠蠕动。建议行非抑脂、小 FOV 轴位高分辨 T2WI 扫描；推荐行 DWI 扫描，尤其是新辅助治疗后的直肠癌病人；对于有 MRI 禁忌证的病人，可行 CT 增强扫描。

（2）临床或超声/CT 检查怀疑肝转移时，推荐行肝脏增强 MRI 检查（建议结合肝细胞特异性对比剂 Gd-EOB-DTPA）。

4.4.16　为什么明确结直肠恶性肿瘤诊断后需要加做免疫组化？需要关注哪些指标？

结直肠癌的免疫组化检查，是应用抗原与抗体特异性结合的免疫学原理，通过化学反应使标记抗体的显色剂（荧光素、酶、金属离子、同位素）显色，来确定结直肠组织细胞内抗原（多肽和蛋白质），对其进行定位、定性及相对定量的研究方法。

免疫组化检查在结直肠癌患者检查中的作用：（1）对结直肠癌是原发还是继发能够进行诊断与鉴别诊断。（2）通过免疫组化检查，还能发现继发性结直肠癌的原发部位来源。（3）免疫组化检查，可对结直肠癌进行进一步的病理分型与肠癌的组织学分类。（4）能发现微小病灶，为临床治疗方案的正确选择提供保证。

结直肠癌最常进行的免疫组化检查项目有 PMS2、MLH1、MSH2、MSH6。临床上，接近 85% 的结直肠癌病例是由环境因素影响的结果，其中又有 15% 的结直肠癌患者是由于错配修复基因（MMR）突变导致微卫星不稳定（MSI）所致。而 PMS2、MLH1、MSH2、MSH6 这 4 种蛋白，则是 MMR 基因编码的 4 种主要蛋白。因此，它们的检查结果已表明患者是否为 MSI。如果 4 种蛋白均表达阳性，则为微卫星稳定（MSS）；如果只有 1 种蛋白未表达，则为微卫星低度不稳定（MSI-L）；如果至少有 2 种蛋白未表达，则为微卫星高度不稳定（MSI-H）。

微卫星稳定状态能判断患者预后。通常 MSI-H 结直肠癌患者预后相对较好，MSS 患者次之，MSI-L 患者预后相对较差。另外，微卫星稳定状态也能指导患者术后的辅助治疗。如微卫星低度不稳定（MSI-L）者对 5-FU 类药物敏感性好、化疗有效。MSI-H 患者对氟尿嘧啶为基础的辅助化疗无效，但对 PD-1 单抗治疗较敏感。通过肠癌免疫组化检查的结果分析，就能让医生选择正确的治疗方案，避免误诊误治的风险。

在微卫星不稳定结直肠癌患者中，有约 1/5 的患者表现为 Lynch 综合征。因此，这些肠癌患者可发生 Lynch 相关肿瘤，如子宫内膜癌、卵巢癌、泌尿系肿瘤、胃癌和小肠癌等。因此，对有 Lynch 综合征的肠癌患者，在治疗肠癌的同时，也不能发生 Lynch 相关肿瘤的风险因素，以避免漏诊漏治的风险。

Ki67、CK、CK7、CK20、CDX-2、CDX2 等，也是结直肠癌患者有可能检查的免疫组化项目指标。其中 Ki67 是一种核蛋白，与细胞增殖有关，其值大小反映了肿瘤细胞的增殖速度。数值越高，说明细胞增生越活跃，肿瘤生长越快，组织分化越差，患者预后越差。

而 CK、CK7、CK20、CDX-2、细胞角蛋白（CK）是传统的上皮细胞标志物，CK7 常表达于导管及腺上皮，CK20 见于胃肠道上皮、尿路上皮及 Merkel 细胞。CDX2 在胃肠道肿瘤患者中有较高的特异性表达，在超过 80% 结直肠癌组织标本中可以发现，其中回盲部阳性率最高，随后由结肠近端向远端结直肠扩展表达率逐渐下降。因此，CK7、CK20 与 CDX2 等免疫检查项目，常用来鉴别乳腺癌、卵巢癌、肺癌与结直肠癌的原发癌来源情况。其中 CDX2 能提高鉴别原发性肠癌患者的诊断准确性。

4.4.17 哪些结直肠恶性肿瘤患者需要做基因检测？

在结直肠癌中，基因检测应用可以分为以下 3 个方面：

（1）指导用药：在结直肠癌中，西妥昔单抗和帕尼单抗的使用与 KRAS、NRAS 以及 BRAF 基因突变息息相关。同时，针对 BRAF 突变、NTRK1/2/3、HER2 扩增均有相应的靶向治疗药物。在免疫治疗方面，MSI/dMMR 在结直肠癌中应用最为广泛，多个 PD-1/L1 抗体药物获批基于此生物标记物。UGT1A1 多态性和伊立替康毒副作用息息相关。

（2）遗传筛查：在所有肠癌患者中，约 25％ 的患者有相应家族史，约 10％ 的患者明确与遗传因素相关。例如 Lynch 综合征致病原因是 4 个 MMR 基因（MLH1、MSH2、MSH6 和 PMS2）之一发生胚系变异。家族性腺瘤性息肉病由 APC 基因胚系变异导致。

（3）预后评估：对于 Ⅱ 期结直肠癌患者来说，MSI-H（微卫星高度不稳定性）或 dMMR（错配修复功能缺失）可以划分为低危。

4.4.18　为什么结直肠恶性肿瘤患者需要检测 Her-2 表达？有哪些检测方法？

Her-2 基因为结直肠癌的原癌基因之一，可通过激活 RAS-RAF-MEK 和 PI3K-AKT-mTOR 通路，抑制肿瘤细胞凋亡，促进肿瘤新生血管形成。结直肠癌中 Her-2 扩增/过表达的总体发生率约为 5％，推荐对于经标准治疗失败后的转移性结直肠癌患者可进行 Her-2 扩增/过表达的检测。

在有条件的情况下，对标准治疗后失败的结直肠癌患者可以进行 HER2 状态和 NTRK 基因融合的检测。HER2 状态的检测方法类似于乳腺癌和胃癌，可以采用免疫组织化学和荧光原位杂交（FISH）的方法。目前结直肠癌 HER2 阳性的判断标准仅来自临床研究，尚未建立经过权威机构认证的伴随诊断的判读标准。2022 版 NCCN 指南建议：免疫组化阳性定义为：50％ 以上的肿瘤细胞染色 3＋，3＋ 染色定义为强膜染色，可以是环周染色、基底外侧染色或外侧染色。HER2 评分为 2＋ 的患者应重新进行 FISH 检测。当超过 50％ 的细胞中 HER2：CEP17 比值 ≥2 时，FISH 检测 HER2 扩增被认为是阳性的。NGS 是另一种检测 HER2 扩增的方法。

同时，RAS 和 BRAF 野生型的 HER2 扩增肿瘤可以使用抗 HER-2 治疗。

4.4.19　为什么结直肠恶性肿瘤患者需要检测微卫星不稳定性（MSI）或错配修复检测（MMR）？

微卫星不稳定（MSI）：建议采用美国国家癌症研究院（NCI）推荐的 5 个微卫星（MS）检测位点（BAT25、BAT26、D5S346、D2S123、D17S250）。MSI 多由 MMR 基因突变及功能缺失导致，也可以通过检测 MMR 蛋白缺失来反映 MSI 状态。一般而言，dMMR 相当于 MSI-H，pMMR 相当于 MSI-L 或 MSS。

错配修复（MMR）蛋白的检测：免疫组织化学方法检测 4 个常见 MMR 蛋白（MLH1、MSH2、MSH6、PMS2）的表达。任何 1 个蛋白表达缺失为 dMMR（错配修复功能缺陷），所有 4 个蛋白表达均阳性为 pMMR（错配修复功能完整）。在 MLH1 缺失的情况下 BRAF V600E 突变的存在将排除绝大多数病例中 Lynch 综合征（LS）的诊断。然而，大约 1％携带 BRAF V600E 突变（和 MLH-1 缺失）的癌症是 LS。在 BRAF V600E 突变的情况下，应谨慎从基因筛查中排除具有强烈家族史的病例。

建议对所有新诊断的直肠癌患者进行通用 MMR 或 MSI 检测。MSI 状态和 MMR 蛋白表达是直肠癌免疫检查点抑制剂效果的有效预测指标。研究显示，MSI-H 的结直肠癌患者一般预后较好，不能从氟尿嘧啶类的化疗中获益；但对于免疫检查点抑制剂疗效较好，而非 MSI-H 患者有效率则显著降低。

4.4.20 为什么结直肠恶性肿瘤患者需要检测 KRAS、NRAS 和 BRAF 基因突变？

KRAS 和 NRAS 基因是生长受体信号转导通路中重要的介导因子，控制细胞增殖和存活。表皮生长因子与表皮生长因子受体（EGFR）结合可以激活下游的 RAS/RAF/MAPK 通路。肿瘤细胞 RAS 基因突变后无需 EGFR 接收信号即可自动激活其下游的信号转导通路，引起肿瘤细胞增殖并抑制凋亡。结直肠癌中 KRAS 基因突变发生率约为 40％，NRAS 基因突变发生率约为 7％。KRAS 和 NRAS 基因突变均提示Ⅲ～Ⅳ期结直肠癌预后不良。更重要的是，RAS 基因突变预示进展期结直肠癌的抗 EGFR 靶向治疗反应较差。

BRAF 肿瘤蛋白是一种丝氨酸-苏氨酸激酶，负责将增殖信号从 KRAS 或 NRAS 蛋白传导到其他酶上，从而介导细胞的生长或增殖。6％～10％结直肠癌中可以检测到 BRAF 基因 V600E 位点突变，BRAF 基因突变能够激活其他酶以使肿瘤细胞持续生长，从而抵消抗 EGFR 靶向治疗阻止细胞增殖和生长的作用。BRAF V600E 突变与不良的预后相关，BRAF V600E 突变能够阻止 EFGR 单克隆抗体对Ⅳ期结直肠癌的疗效，因此，BRAF 基因突变检测能够预测抗 EGFR 靶向药物的疗效。

所有转移性结直肠癌患者应分别对肿瘤组织进行 RAS（KRAS 和 NRAS）和 BRAF 突变基因分型或作为 NGS 的一部分。RAS 野生型的晚期结直肠癌患者能从抗 EGFR 单抗治疗中获益，对于这部分患者推荐首选化疗联合抗 EGFR 单抗的治疗方案。而对于 RAS 基因突变患者，应用抗 EGFR 单抗则无明确获益，一般采用化疗联合 VEGF 单抗治疗。NCCN 指南和 CSCO 指南对 BRAF V600E 突变转移性结直肠癌患者的二线治疗均推荐 EGFR 抑制剂联合 BRAF 抑制剂等方案。

4.4.21 为什么结直肠恶性肿瘤患者需要检测 NTRK 融合？

在有条件的情况下，对标准治疗后失败的结直肠癌患者可以进行 HER2 状态和 NTRK 基因融合的检测。NTRK 基因融合在结直肠癌中非常罕见，发生率约为

0.35％，仅限于 RAS 和 BRAF 野生型的结直肠癌，且绝大多数为 dMMR/MSI-H 的结直肠癌。检测 NTRK 基因融合的方法有多种，免疫组织化学染色是一种快速、经济的初筛方法，但对 NTRK 基因融合仍需使用 FISH 或 NGS 方法进行验证。

已证明 NTRK 抑制剂仅对携带 NTRK 融合且不携带 NTRK 点突变的病例中有活性。NTRK 基因融合的患者可选择拉罗替尼、恩曲替尼两款靶向药物进行治疗。

4.4.22　为什么结直肠恶性肿瘤患者需要检测肿瘤突变负荷（TMB）？

TMB 一般指特定基因组区域内每兆碱基对（Mb）体细胞非同义突变的个数，可以间接反映肿瘤产生新抗原的能力和程度，已被证实可预测多种肿瘤的免疫治疗，2020 年 6 月，美国 FDA 批准了免疫检查点抑制剂用于治疗高组织肿瘤突变负荷（TMB-H≥10 个突变/兆碱基）的无法切除或转移性实体瘤患者。

4.5

结直肠恶性肿瘤的分型与分期

4.5.1　结直肠恶性肿瘤的大体分型有哪些？

癌瘤局限于大肠黏膜层及黏膜下层者称早期结直肠癌。早期结直肠癌一般无淋巴结转移，当癌瘤浸润至黏膜下层时，有 5％～10％的病例出现局部淋巴结转移。我国大肠癌病理研究组反复研究确定如下分型。

（1）隆起型：凡肿瘤主体向肠腔内突出者均属本型。肿瘤呈结节状、息肉状、菜花状或蕈状。瘤体大，表面容易形成溃疡出血，继发感染和坏死。多发生于右半结肠和直肠壶腹部。侵袭性低，预后较好。镜下所见多为分化成熟的腺癌。

（2）溃疡型：凡肿瘤表面形成明显的较深溃疡者（溃疡一般深达或超过肌层）均属此型。根据溃疡之外形及生长情况又可分为局限性溃疡型和浸润性溃疡型。溃疡型最多见，占结直肠癌半数以上，特征是肿块有较深且较大的溃疡，外形如火山口，边缘坚硬隆起，底部不平、坏死，恶性度高，淋巴转移较早，镜下为低分化的腺癌。

（3）浸润型：肿瘤向肠壁各层弥漫浸润，使局部肠壁增厚，但表面常无明显溃疡或隆起。肿瘤常累及肠管全周，伴纤维组织异常增生，肠管周径明显缩小，形成环状狭窄，该处质膜面常可见到因纤维组织牵引而形成之缩窄环。故此，容易引起梗阻，近端肠管可极度扩张，易发生粪性结肠炎，引起典型的腹泻及便秘交替，此型最常见于乙状结肠及直肠上部，恶性度高，转移较早。镜下为分化极低的硬性腺癌。

4.5.2 结直肠恶性肿瘤的组织学分型有哪些？

（1）组织学类型：参照 2019 年出版发行的《消化系统肿瘤 WHO 分类》第五版，普通型腺癌中含有特殊组织学类型如黏液腺癌或印戒细胞癌时应注明比例。① 腺癌，非特殊型；② 锯齿状腺癌；③ 腺瘤样腺癌；④ 微乳头状腺癌；⑤ 黏液腺癌；⑥ 低黏附性癌；⑦ 印戒细胞癌；⑧ 髓样癌；⑨ 腺鳞癌；⑩ 未分化癌，非特殊型；⑪ 癌伴肉瘤样成分。

（2）组织学分级：针对结直肠腺癌（普通型），可按照腺管形成比例分为高分化（＞95％腺管形成）、中分化（50％～95％腺管形成）、低分化（0～49％腺管形成）和未分化（无腺管形成、黏液产生、神经内分泌、鳞状或肉瘤样分化）4 级；也可以按照 2019 版 WHO 将结直肠腺癌分成低级别（高和中分化）和高级别（低分化），并指出分级依据分化最差的成分。对于侵袭前沿的肿瘤出芽和分化差的细胞簇不应该包含到分级中，应该单独报告。

4.5.3 左半结肠恶性肿瘤与右半结肠恶性肿瘤有什么区别？

右半结肠和左半结肠在胚胎来源、解剖结构、生理功能等方面有较大差异。右半结肠包括升结肠、盲肠和横结肠右 2/3，主要起源于中原肠，与空回肠同源；左半结肠包括降结肠、乙状结肠和横结肠左 1/3，起源于后原肠，与膀胱、尿道同源。右半结肠肠腔较大，肠壁薄，易扩张，内容物含有较多水和电解质，肠内容物多呈液态或半液态；左半结肠肠腔较小，内容物水被吸收，储存粪便，肠内容物成型且较干燥，呈半固态。

右半结肠癌多见于年龄较大的女性，主要转移至腹膜，主要症状为黑便、贫血、包块及腹痛，以黏液腺癌、无蒂锯齿状腺瘤为主。左半结肠癌发病年龄常早于右半结肠癌，多发生于男性，主要转移到肝、肺，症状为黏液脓血便、里急后重、肠梗阻、便秘等，主要病理类型为管状绒毛状腺癌。

4.5.4 上段直肠恶性肿瘤与下段直肠恶性肿瘤有什么区别？

发生在乙状结肠直肠交界处至齿状线之间的癌，称为直肠癌。简单来说，发生在直肠黏膜上皮的恶性肿瘤，就是直肠癌。以腹膜反折为界分为上段直肠癌和下段直肠癌，以肿瘤下缘确定位置。直肠癌手术方式根据肿块距肛门距离而定。

4.5.5　低位直肠癌、中位直肠癌、高位直肠癌有什么区别？

直肠癌也可分为低位直肠癌（距肛缘 5 cm 以下）、中位直肠癌（距肛缘 5～10 cm）和高位直肠癌（距肛缘 10 cm 以上），以肿瘤下缘确定位置。低位直肠癌所占比例高，约占直肠癌的 60％～70％，绝大多数癌肿可在直肠指诊时触及。高位直肠癌的细胞生物学行为与结肠癌相似，根治性切除术后 5 年生存率与结肠癌也相近；中低位直肠癌根治性切除术后 5 年生存率在 50％左右。

4.5.6　结直肠恶性肿瘤应该如何分期？

结直肠癌 TNM 分期参考美国癌症联合委员会（AJCC）/国际抗癌联盟（UICC）结直肠癌 TNM 分期系统（2017 第八版），具体内容如下：

原发肿瘤（T）：

Tx：原发肿瘤无法评价。

T0：无原发肿瘤证据。

Tis：原位癌：黏膜内癌（侵犯固有层，未侵透黏膜肌层）。

T1：肿瘤侵犯黏膜下层。

T2：肿瘤侵犯固有肌层。

T3：肿瘤穿透固有肌层达结直肠周组织。

T4：肿瘤侵犯脏层腹膜，或侵犯或粘连邻近器官或结构。

T4a：肿瘤侵透脏层腹膜（包括大体肠管通过肿瘤穿孔和肿瘤通过炎性区域连续浸润脏层腹膜表面）。

T4b：肿瘤直接侵犯或粘连邻近器官或结构。

区域淋巴结（N）：

Nx：区域淋巴结无法评价。

N0：无区域淋巴结转移。

N1：有 1～3 枚区域淋巴结转移（淋巴结内肿瘤≥0.2 mm），或存在任何数量的肿瘤结节并且所有可辨识的淋巴结无转移。

N1a：有 1 枚区域淋巴结转移。

N1b：有 2～3 枚区域淋巴结转移。

N1c：无区域淋巴结转移，但有肿瘤结节存在于以下部位：浆膜下、肠系膜内或无腹膜覆盖的结肠周或直肠周/直肠系膜组织内。

N2：有 4 枚或以上区域淋巴结转移。

N2a：有 4～6 枚区域淋巴结转移。

N2b：有 7 枚或以上区域淋巴结转移。

远处转移（M）：

Mx：远处转移无法评价。

M0：无远处转移。

M1：转移至 1 个或更多远处部位或器官，或腹膜转移被证实。

M1a：转移至 1 个部位或器官，无腹膜转移。

M1b：转移至 2 个或更多部位或器官，无腹膜转移。

M1c：仅转移至腹膜表面或伴其他部位或器官的转移。

解剖分期和预后组别如下：

期别	T	N	M
0	Tis	N0	M0
I	T1	N0	M0
	T2	N0	M0
ⅡA	T3	N0	M0
ⅡB	T4a	N0	M0
ⅡC	T4b	N0	M0
ⅡA	T1～2	N1/N1e	M0
	T1	N2a	M0
ⅢB	T3～4a	N1/N1c	M0
	T2～3	N2a	M0
	T1～2	N2b	M0
ⅢC	T4a	N2a	M0
	T3～4a	N2b	M0
	T4b	N1～2	M0
ⅣA	任何T	任何N	M1a
ⅣB	任何T	任何N	M1b
ⅣC	任何T	任何N	M1c

4.5.7 结肠恶性肿瘤的 Dukes 分期是指什么？

结肠癌分期包括 Dukes 分期和 TNM 分期。由于 1932 年提出的结肠癌 Dukes 分期简单易行，且对预后有一定的指导意义，因此目前仍被应用。

Dukes A 期：癌肿浸润深度未穿出肌层，且无淋巴结转移。

Dukes B 期：癌肿已穿出深肌层，并可侵入浆膜层、浆膜外或直肠周围组织，但无淋巴结转移。

Dukes C 期：癌肿伴有淋巴结转移。

C1 期：癌肿伴有肠旁及系膜淋巴结转移。

C2 期：癌肿伴有系膜动脉结扎处淋巴结转移。

Dukes D 期：癌肿伴有远处器官转移，或者因局部广泛浸润或淋巴结广泛转移而切除后无法治愈或无法切除者。

4.5.8　结直肠恶性肿瘤为什么要先分期后治疗？

结直肠癌被诊断出来后，需要进行检查，以确定癌症位于何处、是否仅限于肠道内，或扩散到肠道附近的组织或扩散到身体远处部位。用来诊断癌症是否扩散到肠道内或扩散到身体的其他部位的过程叫分期。从分期过程中收集的信息决定了疾病的分期。

肿瘤分期是一种标准化的语言，便于医生与医生之间有共同的科学的评估体系，也便利于医患沟通以及患者和患者之间的沟通。分期的作用和意义主要如下：

（1）判断病人预后（治愈的机会和存活时间）：总体上讲，处于同一种分期期别里的病人，其大致的自然生存期是比较一致的（当然也与患者的总体健康水平有关）。病人的分期越晚，生存时间相对越短。从 Ⅰ 期到 Ⅳ 期的病人，存活的时间越来越短。

（2）了解治疗方式的疗效和成果：只有同样的癌症种类和分期的患者，才能比较迄今为止都有哪些治疗方式可以选择，各自的疗效如何，才能对以后病人的治疗给出有根据的最好的治疗建议。

（3）对治疗的效果进行预测：确定分期，选择适合的特定的治疗方式，就可预判治疗的效果，如有效率是多少？平均的存活时间是多长？并可预估治疗的副作用都有哪些。

（4）选择合适的治疗方法：不同的分期对应着不同的治疗方式或治疗方式的组合，只有明确了分期，才能在多种治疗方法中确定合适的治疗方式和策略。

4.5.9　什么是肿瘤沉积？什么是癌结节？有什么意义？

肿瘤沉积（TD）指存在于原发肿瘤淋巴引流区域内的孤立肿瘤结节。TD 不改变原发肿瘤 T 分期。但如果不伴有区域淋巴结转移，TD 会改变 N 分期；如果合并区域淋巴结转移，TD 数目无需计算到阳性淋巴结数量。

远离肿瘤前缘的结肠周围或直肠周围脂肪中的不规则离散癌结节，未显示残留淋巴结组织的证据，但在原发癌的淋巴引流内，被认为是癌结节或卫星结节，而非肿瘤累及的淋巴结。大多数病例是由于淋巴、血管浸润或更罕见的神经周围侵犯 PNI。由于这些癌结节与无病生存期和总生存期缩短相关，因此应在手术病理学报告中记录其数量。

4.5.10 什么是肿瘤出芽？有什么意义？

对于 Ⅰ 期和 Ⅱ 期的结直肠癌，肿瘤出芽为预后不良因素，建议对无淋巴结转移的结直肠癌病例报告肿瘤出芽分级。肿瘤出芽是位于肿瘤浸润前缘，5 个细胞以下的肿瘤细胞簇。报告 20 倍视野下，肿瘤出芽最密集的区域（"热点区"）的出芽数目分级。出芽分为低（0～4 个芽）、中（5～9 个芽）和高（≥10 个芽）3 级。多项研究表明，pT1 结直肠癌或恶性息肉中的高级别肿瘤出芽与淋巴结转移风险增加相关，尽管评估肿瘤出芽的方法并不统一。研究也支持肿瘤出芽是 Ⅱ 期结肠癌的独立预后因素。一项根据 ITBCC 标准评估 135 例 Ⅱ 期结肠癌标本肿瘤出芽的回顾性研究发现，肿瘤出芽与生存结局相关。低层级肿瘤出芽的疾病特异性生存率（DSS）为 89%，中层级为 73%，高层级为 52%（$P=0.001$）。

4.5.11 什么是 PNI？有什么意义？

神经周围侵犯（PNI）是指结直肠癌侵及其内部或周围的神经，PNI 是预后不良的因素，其重要性与淋巴管、血管侵犯相当。多中心研究证实，肿瘤淋巴引流区的外周神经被侵犯时，提示其是预后不良的因素，也表明该肿瘤的侵袭性较强。对于 Ⅱ 期直肠癌，与无 PNI 的患者相比，PNI 患者的 5 年无病生存率显著较差〔29% VS 82%（$P=0.0005$）〕。在 Ⅲ 期直肠癌中，PNI 者预后明显更差。

4.5.12 结直肠恶性肿瘤最常转移到哪些部位？有什么样的临床表现？

1）肝脏

结直肠癌最常通过血行转移将癌细胞送到肝脏。研究者发现，有 15%～25% 的结直肠癌患者在确诊时就发现有肝转移的情况了。因为早期结直肠癌的症状并不明显或没有症状，所以这部分患者在确诊时就已经发生了肝脏转移。另外还有 15%～25% 的患者在做完原发结直肠癌的根治手术后发生了肝转移，如果转移病灶比较大，患者的肝功能也会受到影响，可能会出现黄疸、腹水、低蛋白等症状，右上腹也会出现一定程度的隐痛、钝痛。

2）肺部

肺部是结直肠癌转移的第二好发部位，肺转移肿瘤可能发生在单侧，也可能双侧都发生。在一项结直肠癌肺转移患者 200 例的研究中，研究者发现，直肠癌患者发生肺转移的概率比结肠癌患者大。建议直肠癌患者更多关注肺部的变化。一般发生肺转移的患者大部分都没有明显的症状，严重的时候可能会出现胸闷、气短、胸部疼痛等表现，极少数患者会出现咳嗽、发热甚至咯血，如果到了晚期还会出现和原发肺癌相似的情况。

3）腹膜

腹膜是结直肠癌第三常见的转移部位，在原发结直肠癌中，会发生腹膜转移的患者大约有 10%～25%；在复发结直肠癌中，发生腹膜转移的患者更多，达到了 25%～50%。腹膜转移最明显的症状就是疼痛，如果到了后期还极易引起恶性胸腔积液、肠梗阻，患者可能会出现腹痛、腹胀、恶心、呕吐、食欲下降甚至呼吸困难，这些症状都极大地影响了患者的生活质量，也对疾病的预后造成了不好的影响。

4.6
结直肠恶性肿瘤的治疗

4.6.1　哪些结直肠恶性肿瘤患者可以进行根治性手术切除？

根治性切除（切除足够的肠管及相应的系膜，清除区域淋巴结）：适用于 II 期、III 期、部分 IV 期。

1）结肠癌根治性手术方式

（1）右半结肠切除术：手术要求盲肠和升结肠癌的切除范围包括右半横结肠以近及回肠末段和相应系膜、胃第 6 组淋巴结，回肠与横结肠端端或端侧吻合。适用于盲肠癌、升结肠癌、结肠肝曲癌。

（2）横结肠切除术：手术要求切除范围包括肝曲或脾曲的整个横结肠、大网膜及其相应系膜及胃第 6 组淋巴结，行升结肠和降结肠断端端吻合术。适用于横结肠癌。

（3）左半结肠切除术：切除范围包括横结肠左半、降结肠、部分或全部乙状结肠，做结肠间或结肠与直肠断端端吻合术。适用于结肠脾曲癌、降结肠癌。

（4）乙状结肠癌根治术：根据乙状结肠长短和癌肿位置，分别采用切除整个乙状结肠和全部降结肠，或切除整个乙状结肠、部分降结肠和部分直肠，做结肠直肠吻合术。适用于乙状结肠癌。

2）直肠癌的根治切除术方式

（1）按是否保留肛门分

① Dixon（保留肛门）：适用于早期、中期直肠。

② Miles（切除肛门、结肠造瘘）：适用于超低位Ⅱ期、Ⅲ期直肠癌和肛管癌、部分Ⅳ期。

（2）按是否永久性人工肛（肠造瘘）分

① 回肠预防性造口（暂时性）：适用于低位直肠癌或放化疗后直肠癌手术。

② 结肠暂时性造口（Hartmann）：适用于直肠癌伴急性肠梗阻。

③ 结肠永久性造口：Miles 手术。

4.6.2　结肠癌的手术治疗原则是什么？

（1）全面探查，由远及近。必须探查并记录肝脏、胃肠道、子宫及附件、腹膜、大网膜及相关肠系膜和主要血管旁淋巴结、肿瘤邻近脏器的情况。

（2）推荐常规切除足够的肠管，清扫区域淋巴结，并进行整块切除，建议常规清扫两站以上淋巴结。

（3）推荐锐性分离技术。

（4）推荐遵循无瘤手术原则。

（5）对已失去根治性手术机会的肿瘤，如果患者无出血、梗阻、穿孔症状或压迫周围脏器引起相关症状，则根据多学科会诊评估确定是否需要切除原发灶。

（6）结肠新生物临床高度怀疑恶性肿瘤但病理无法证实或活检报告为高级别上皮内瘤变，如患者可耐受手术，建议行手术探查。

4.6.3　哪些结直肠恶性肿瘤患者在手术切除过程中可以保留肛门？

恶性肿瘤因为具有侵袭性生长、淋巴转移到晚期血液转移的性质，对于恶性肿瘤的手术，不仅要切除肿瘤本身，而且要对肿瘤周围肠系膜组织、淋巴结进行清扫，以达到减少复发的目的，同时还要尽可能地保护未受侵犯的神经，尽可能保护手术后功能的正常，如果肿瘤不能完整切除，那么手术就没有达到目的，手术后肿瘤很快又会复发。

保肛手术是需要将有肿瘤的直肠切除后，将两侧的肠管吻合在一起，而低位直肠癌，为了保证切除的完整性，可能会导致直肠靠近肛门一侧没有充足的肠管残留，使得吻合困难，而且盆腔空间狭小、低位直肠癌周围组织器官比高位更复杂，手术难度更大。理论上讲，距离肛门 3~5 cm 左右的直肠癌会存在保肛的可能（还需要由肿瘤大小、骨盆大小、患者胖瘦等情况具体而定）；低于 3 cm 的直肠癌保肛困难，如强行保肛可能会导致肿瘤切除不干净，易于复发。

4.6.4　腹腔镜手术与开腹手术，应该如何选择？

腹腔镜手术相比开腹手术，它的优势在于是一种微创手术，切口特别小，由此带来了不少的好处，也减轻了患者的心理压力，手术中出血少，术后恢复快，无需镇痛药，当天就能够下床活动，恢复后疤痕比较小。腹腔镜手术的缺点在于腹腔镜手术过程中的视野较小，一般比较复杂的情况没有办法看到，针对一些简单的手术可以选择，可对于比较复杂的问题，还需要考虑通过开腹手术进行。因此，腹腔镜是目前一种出血量少的手术。

开腹手术的优点在于它的视野会比腹腔镜手术好，在手术过程中能够清晰地看到复杂的病症，尤其是比较严重的疾病，必须进行开腹手术才能够解决；而它的缺点就在于恢复慢、出血量大、手术过程中承担的风险多，给患者心理上造成了很大的压力。

腹腔镜手术与开腹手术各有优缺点，根据具体情况选择。随着手术经验的不断丰富以及微创手术技术的不断发展，越来越多的临床研究证实，腹腔镜手术等微创手术与传统开放手术相比，术后病死率、并发症率更低，恢复更快，住院时间更短，长期生存结果也得到初步证实。

4.6.5　Miles 术、Dixon 术与 Hartmann 术有什么区别？

（1）经腹会阴联合肛管直肠切除术，也称 Miles 手术，需要切除肛门、腹壁造瘘。原则上适用于腹膜返折以下、没有广泛转移的直肠癌。在特殊情况下，即使肿瘤距齿状线 5 cm 以上，但是因为肿瘤巨大、盆腔狭小，无法进行保肛手术的，也可采用 Miles 手术。

（2）经腹部直肠切除吻合术，也叫 Dixon 手术，指切除肿瘤后，断端直肠行断端吻合。原则上适用于腹膜返折以上的直肠癌。

（3）直肠经腹切除、左下腹结肠造口术，也叫 Hartmann 手术，是指切除肿瘤后，把近端结肠腹壁造瘘、远端直肠封闭。它主要适用于一些姑息性的手术，如直肠上段癌伴盆底腹膜转移，不能行根治性切除；也适用于一些保留肛门的直肠癌，但因为全身状况不好或术中出现意外，或者术后行一期吻合有较大的危险而不能立即行前切除术的，年老体弱不能耐受 Miles 手术或其他手术，那么可以采用 Hartmann 手术。

4.6.6 结直肠恶性肿瘤原发灶切除手术的并发症和注意事项有哪些？

（1）出血：包括腹腔出血、吻合口出血，出血一般发生在术后 48 小时内。吻合口出血通常会经肛门排出血性液体，医生、护士会密切监视患者是否有出血的迹象。如果出血，需要的治疗取决于出血的原因和失血量，患者也可能需要输血。

（2）吻合口瘘：少数情况下，结肠末端之间的新连接可能无法黏合在一起，并可能泄漏，这叫做吻合口瘘。吻合口瘘是医生与患者都比较担心的并发症，通常会发生在术后第 5～7 天。吻合口瘘容易引起腹腔感染，甚至会出现腹膜炎、感染性休克，这会很快导致严重的腹痛、发烧、腹部摸起来很硬。小的渗漏可能会导致患者不排便，不想吃东西，术后体力不好或恢复不佳。处理手段包括：停止饮食、使用抗生素。这可能足以治愈渗漏。但如果这些治疗方法不起作用，有些患者需要更多的手术来修复渗漏。腹部的切口也有可能会裂开，成为一个开放的伤口，在愈合时可能需要特别护理。

（3）感染：包括肺部感染、腹腔感染。如果患者有任何感染症状，应及时告诉医生或护士。感染症状包括：体温高于 38 ℃、颤抖、时冷时热、感觉身体不适、咳嗽、感觉恶心不舒服、伤口周围肿胀或发红。医生可能使用抗生素。偶尔，如果患者伤口或骨盆感染，则可能需要接受另一个手术。

（4）血栓：深静脉血栓形成是一种可能的手术并发症，因为术后患者可能不会像平常那样活动。血栓可以阻断血液通过静脉的正常流动。如果腿上有肿胀、发热、红肿或酸痛的地方，及时告知医生或护士。血栓可能变得松散，并通过血流进入肺部，造成肺栓塞 PE。症状包括：呼吸急促、胸痛、咳血、感到头晕或头重脚轻。如果患者在家时有任何血栓症状，应及时去最近的急诊室。为了防止血栓形成，重要的是需要多活动，进行腿部锻炼。护士也可在患者住院期间给予皮下注射抗凝药物以帮助降低风险。患者可能需要继续注射 4 周，甚至在患者回家后还需要注射。这取决于手术类型。如果医生要求继续穿血栓袜，请谨遵医嘱。

（5）直肠癌术后通常会出现直肠前切除综合征，一般指直肠癌切除术后，患者经常会出现排便失禁、大便次数增多、有便意但又无排便等现象。

（6）盆腔植物神经损伤：引起排尿困难、性功能改变。

（7）肠粘连引起肠梗阻：手术后，可能会在腹部形成疤痕组织，导致器官或组织粘在一起，这些叫做肠粘连。正常情况下，肠子会在体内自由滑动。在极少数情况下，粘连会导致肠道扭曲，甚至会阻塞肠道。这会导致腹部疼痛和肿胀、肛门无法排便排气等症状，而这通常在进食后会更严重，可能需要进一步手术来移除疤痕组织。

4.6.7 结直肠恶性肿瘤术后肠道功能可能会有什么变化？

结肠癌的手术和其他治疗会改变肠道的工作方式，改变包括大便间隔时间、大便急迫程度以及完全排空肠道有困难等。这些情况通常会在治疗结束后的几周和几个月内得到改善。但有时也可能会持续更长时间，使患者难以适应。治疗后的肠道变化将取决于许多因素，包括接受的手术类型、外科医生切除了肠道的哪一部分，以及接受了什么样的其他治疗。如果接受综合治疗，例如术后接受了化疗，那么副作用可能会更严重、持续时间更长，患者和家属对此要有合理的预期和应对。

当未消化的食物通过结肠时，身体会吸收其中的水分。排泄物（粪便）储存在直肠中，直到通过肛门排出体外。在切除部分结肠的手术后，大便可能会有点松散，而且更频繁。但这通常会在几周后好转，药物可能有助于缓解一些症状。

肠癌手术后，肠道工作方式可能会改变。患者可能：（1）大便更频繁；（2）大便发生变化，如腹泻或便秘；（3）很少或根本没有预警就大便或放屁，这会造成尴尬和不便；（4）放屁过多，腹胀；（5）排便时很难完全排空肠道；（6）总觉得自己要大便；（7）肛门周围皮肤疼痛；（8）患者也可能有一个暂时或永久的造口。

这些症状通常会随着时间的推移而改善，可能需要几周或几个月才可能恢复"正常"。但是肠癌术后，排便习惯可能永远不会恢复到癌症治疗前的状态。患者会慢慢形成一种新的"正常"模式。一开始可能会觉得很难适应，但请记住，随着时间的推移，情况可能会好转。

4.6.8 结直肠恶性肿瘤术后如何应对肠道功能的改变？

肠道功能可能需要较长时间才能稳定下来，在此期间，肠道问题可能会影响患者的自信。但患者和家属可以采取一些应对措施，让患者感到更加自信和有掌控感。例如尽可能了解患者排便的大致规律，外出就餐时尽可能确保餐厅或附近有厕所。

患者可以做一些改变来帮助减轻或更好地应对治疗的副作用。以下是一些建议：（1）每天在固定的时间吃少量的食物；（2）在肠道功能改善之前，避免食用会引起问题的食物；（3）多喝水；（4）试着放松和管理感觉到的任何压力；（5）尽量保持健康的体重。

4.6.9 结直肠恶性肿瘤术后饮食需要注意什么？

定时进食有助于术后促进肠道功能恢复到正常模式。如果患者胃口不好，少吃多餐可能会更容易。每天至少喝1～2 L液体，特别是如果患者大便较稀或腹泻。

尽可能进食高蛋白食物，如鱼、肉和蛋，将有助于身体在手术后痊愈。尽量保持健康、均衡的饮食，吃多种不同的食物。但有些食物可能会引起不良反应，有些食物会让大便更软，或者导致放屁更多。患者和家属可能需要做点实验来找出哪些食物让患者不舒服，或每天记下患者都吃了什么，以及哪些食物造成了问题。

当然，由于每个患者身体状况不一样，应该吃什么并没有固定的规则。但肠癌术后患者应该避免最容易引起问题的食物，例如：（1）高纤维的水果和蔬菜，这对普通人来讲是好的，但是不适合肠癌术后患者；（2）洋葱、豆芽和卷心菜；（3）豆类，如豌豆或扁豆；（4）汽水和啤酒；（5）富含脂肪的食物。

当患者肠道功能稳定后，试着逐渐地重新摄入引起问题的食物，此时可能不再影响患者的肠道。

4.6.10　结直肠恶性肿瘤原发灶切除手术后还会复发吗？

结直肠癌术后局部复发率各家报道不一，从5%～50%。影响局部复发的因素很多，那些影响生存的许多已知因素同样影响局部复发。Dukes分期越差，局部复发的可能性就越大。在一项腹会阴切除术后大宗病例调查中，Dukes A期局部复发率为9.1%，B期为16.7%，C期为40.8%。同样肿瘤在肠外浸润范围也影响复发，当肿瘤位于直肠下1/3时局部复发率较高，为14.5%；位于直肠中1/3时局部复发率为8.3%；位于直肠上1/3时局部复发率较低，为5.2%。结肠癌患者术后局部复发以结肠肝曲、脾曲和横结肠为多见。此外，病人的年龄、肿瘤的大小、形状（肿块型或浸润型）、生物学特性、分化程度、肿瘤是否固定、有无脉管及神经的浸润、有无梗阻穿孔及肿瘤浸润型淋巴细胞是否存在，均为影响肿瘤术后复发的重要因素。临床上经常见到年龄相对较小、低分化腺癌和印戒细胞癌、脉管内有癌栓的患者局部复发和转移的几率相对较高。毫无疑问，外科医生的经验及手术技巧直接影响到结直肠癌患者手术后局部复发率。

结直肠癌术后约65%～80%复发发生于2年以内，仅6%～8%的复发发生于5年以后。因早期复发症状可能相当隐匿，因此2～5年内的定期随访复查是早期发现复发灶的重要措施。我们主张术后2年内每3个月复查一次，2～5年内每6个月复查一次，5年后可每年复查一次，任何随访复查应该包括病史的采集、结肠镜检查、阴道会阴部检查、局部超声检查及肿瘤标记物CEA等的检查。骶尾部疼痛、血便、腹胀、局部肿块是局部复发的常见症状。当复发肿瘤侵及邻近脏器时会出现相应的症状，如侵及膀胱输尿管、阴道时会出现血尿、排尿困难、尿急尿频、阴道流血等症状；侵及十二指肠、胰腺会出现相应的梗阻等症状。体外和腔内超声波、CT、MRI 等影像学检查在诊断结直肠癌术后局部复发中发挥着重要的作用，这不仅因为其可直接获得局部复发的影像学证据，还因为在超声波、CT 引导下可行穿刺活检获得病理学证据。目前 PET、PET/CT 等先进设备可以早期准确地发现肿瘤的局部复发。CEA、CA19-9 等肿瘤标志物可以作为早期复发的指标，多项研究显示 CEA 的增高明显早于影像学的阳性发现，CEA 持续升高在无症状患者中 58%～95% 可能复发。另外，CEA 升高的形式也反映复发特征，CEA 缓慢升高多提示肿瘤局部复发或局限性转移，而陡然升高或阶梯样升高常常提示有播散性病变。

4.6.11　结直肠恶性肿瘤原发灶切除术后复发的患者还能再次接受手术治疗吗？

结直肠癌术后局部复发者，推荐进行多学科评估，判定是否有机会再次切除、放疗或消融等局部治疗，以达到无肿瘤证据状态。如仅适于全身系统治疗，则采用晚期患者药物治疗原则。

4.6.12　什么是转移性结直肠恶性肿瘤？为什么要对转移性结直肠恶性肿瘤的转移瘤进行局部治疗？

转移性结直肠癌（mCRC）定义为转移性疾病或扩散到原结直肠癌肿块之外的癌症，最常见的转移部位为淋巴结、肝脏、肺和腹膜、骨。大约有 20% 的结直肠病人在初诊时即为转移性结直肠癌，另外还有 25% 局限性疾病的患者后期也会发生转移。转移性结直肠癌预后较差。对转移性结直肠恶性肿瘤的转移瘤进行局部治疗的目的为争取无瘤状态、减轻机体对肿瘤的负荷、提高患者生存质量，并减少结直肠癌后期出现的梗阻、穿孔、出血等并发症。

4.6.13　结直肠癌肝转移手术切除的适应证和禁忌证分别是什么？

同时性肝转移是指结直肠癌确诊前或确诊时发现的肝转移，而结直肠癌根治术后发生的肝转移称为异时性肝转移。对于肝脏转移瘤的外科根治性切除是提高患者 5 年生存率、获得长期生存的先决条件。推荐所有肝转移患者接受多学科协作治疗，以争取无瘤状态为目标。

肝转移灶手术适应证：（1）结直肠癌原发灶能够或已经根治性切除；（2）肝转移灶可切除，且具备足够的肝脏功能；（3）患者全身状况允许，无肝外转移病灶，或仅并存肺部结节性病灶。

肝转移灶手术禁忌证：（1）结直肠癌原发灶不能取得根治性切除；（2）出现不能切除的肝外转移病灶；（3）预计术后残余肝脏容积不足；（4）患者全身状况不能耐受手术。

4.6.14　结直肠癌肝转移手术切除的手术原则是什么？

结直肠癌肝转移手术切除的手术原则：（1）同时性肝转移如条件许可，可达到根治性切除的，建议结直肠癌原发灶和肝转移灶同步切除。（2）术前评估不能满足原发灶和肝转移灶同步切除条件的同时性肝转移：①先手术切除结直肠癌原发病灶，肝转移灶的切除可延至原发灶切除后 3 个月内进行；②急诊手术不推荐结直肠癌原发灶和肝脏转移病灶同步切除。（3）结直肠癌根治术后发生了肝转移，既往结直肠癌原发灶为根治性切除且不伴有原发灶复发，肝转移灶能完全切除且肝切除量＜70%（无肝硬化者），应当予以手术切除肝转移灶。（4）肝转移灶切除术后复发达到手术条件的，可进行 2 次、3 次甚至多次的肝转移灶切除。

4.6.15　如何将不可切除的转移性结直肠恶性肿瘤转换为可切除的转移性结直肠恶性肿瘤？

大多数诊断为转移性结直肠疾病的患者患有不可切除的疾病。然而，对于那些因累及重要结构而无法切除的肝脏局限性不可切除疾病，除非肿瘤消退，术前全身治疗正被越来越多地考虑用于高度选择性病例，以缩小结直肠转移灶并将其转变为可切除状态。肝或肺内存在大量转移部位的患者不太可能仅基于对治疗的良好反应达到 R0 切除，因为仅通过全身治疗完全根除转移沉积物的概率较低。这些患者应被视为患有不适合转换治疗的不可切除疾病。然而，在一些高度选择的病例中，转换治疗显著缓解的患者可从不可切除状态转换为可切除状态。

不可切除的转移性结直肠恶性肿瘤必须经过 MDT 讨论制定治疗方案，建议全身化疗＋靶向药物或其他治疗后再次评估，转化为可切除转移灶，按可切除治疗方案处理，仍为不可切除者按全身治疗原则处理。

4.6.16　除了手术切除外，转移性结直肠恶性肿瘤的转移灶还有哪些局部治疗方法？

除了手术切除外，转移性结直肠恶性肿瘤的转移灶还有如下局部治疗方法：

1）消融治疗

肿瘤消融治疗是借助影像技术的引导对肿瘤进行靶向定位，应用物理或化学方法杀死肿瘤组织。影像引导技术包括超声、CT 和 MRI，治疗途径包括经皮、腹腔镜手术和开腹手术。消融治疗包括射频消融、微波消融、纳米刀消融、冷冻消融等。

微波消融是指在影像引导下经皮穿刺，将治疗天线直接插入肿瘤内部，利用微波天线发出的微波在周围组织内快速旋转、摩擦产生热效应，达到原位消融肿瘤的目的。

射频消融（RFA）是在 CT 或 B 超引导下，利用交变电流使肿瘤区温度升高，最终导致肿瘤组织凝固性坏死而达到治疗目的。肿瘤坏死组织随后会逐渐被人体吸收、消散，从而以最小的创伤最大限度地局部杀灭瘤细胞。属于微创治疗，患者痛苦少，一般均可耐受。操作风险较小，总体上明显低于手术风险。射频消融适用于各种原因不能耐受手术切除的原发性肝癌、转移性肝癌，原发性或转移性肺癌，多发转移的减瘤治疗。

2）放射治疗

肿瘤放射治疗是利用放射线治疗肿瘤的一种局部治疗方法。它利用放射线如放射性同位素产生的 α、β、γ 射线和各类 X 射线治疗机或加速器产生的 X 射线、电子线、质子束及其他粒子束等治疗恶性肿瘤。放射线是有一束粒子或者携带能量的波，它可以毁坏基因（DNA）和细胞中的一些分子。基因控制着细胞的生长和分化，辐射损伤了癌细胞的基因，所以它无法再生长和分化。也就是说，辐射可以用来杀死癌细胞，缩小肿瘤组织。具体的放疗手段包括立体定位放射治疗（SBRT）、内照射放疗等。

立体定向放射疗法（SBRT）利用强度大且准确性高的辐射剂量靶向肿瘤，同时最大限度地减少对附近健康组织和细胞的损害。立体定向放射疗法在更短的时间内使用更高剂量的辐射——多达传统放射疗法的 5 倍之多。而这种高剂量辐射的靶向能够做到非常精确。利用高度精密的计算机图像（使用 CT、MRI 或其他成像技术）来识别肿瘤的确切位置、形状和大小，使医生能够确定辐射剂量的强度以及辐射束传送的不同角度，从而准确靶向癌细胞。

内照射放疗（近距离放疗）是将放射源（放射性材料）置于体内或体表的放疗。有几种近距离放疗技术用于癌症的治疗。在近距离放疗中，放射性同位素被密封在微小的颗粒或"粒子"中。这些粒子通过针、导管或其他类型的载体被放置在病人体内。随着同位素的自然衰变，它们释放出辐射，损伤附近的癌细胞。如果留在体内几周或几个月，同位素就会完全衰变，不再释放出辐射。这些粒子如果留在体内不会造成伤害。对某些癌症，近距离放疗可能比外照射放疗提供更高剂量的照射，但对正常组织的损伤更小。

结直肠癌转移灶的放射治疗推荐多个学科的医生共同讨论，最终制定出最合理的治疗方案。一般根据以下 4 个方面进行判断：（1）转移灶大小、个数、具体部位；

（2）患者接受其他治疗的情况；（3）转移器官，如肝脏本身的功能状态；（4）其他部位肿瘤的控制情况。结直肠癌转移灶放射治疗主要的获益是可以减轻局部症状，起到局部控制作用。与手术、射频消融等其他局部治疗相比，放疗具有无创、安全性高的优势。

4.6.17 结直肠恶性肿瘤肺转移应该如何治疗？

由于肺转移灶数量、位置、大小，原发灶控制情况，肺以外的其他转移及基因分型等多种因素均影响其预后与治疗决策，因此，需要在 MDT 讨论的模式下制定综合治疗措施。治疗手段包括全身系统治疗、根治性局部治疗（如 R0 手术切除、SBRT、消融术等）和局部姑息性治疗。MDT 讨论应结合患者临床特点和医疗资源可及性，确定治疗目的，从而制定合理有序的综合治疗策略；在治疗过程中，要关注肿瘤的生物学行为、对治疗的反应及肺外转移病灶情况，及时调整治疗预期和方案。

4.6.18 结直肠恶性肿瘤腹膜转移应该如何治疗？

通常腹膜转移预后较差，多采用全身系统治疗结合局部治疗的综合治疗方案。在有经验的医疗中心，根据患者肿瘤负荷、腹水情况、体力评分等因素，在多学科指导下可考虑行以下局部治疗方式：（1）肿瘤细胞减灭术（CRS）：全腹膜切除术（前壁腹膜、左右侧壁腹膜、盆底腹膜、膈面腹膜的完整切除，肝圆韧带、镰状韧带、大网膜、小网膜的切除，肠表面、肠系膜和脏层腹膜肿瘤的剔除及灼烧）、联合器官切除（胃、部分小肠、结直肠、部分胰腺、脾脏、胆囊、部分肝脏、子宫、卵巢等）等。（2）腹腔热灌注化疗（HIPEC）：联合或不联合 CRS，选择开放式或闭合式 HIPEC。

4.6.19 结直肠恶性肿瘤卵巢转移应该如何治疗？

女性结直肠肿瘤患者可能发生卵巢转移。根据结直肠癌诊断时有无卵巢转移，分为同时性卵巢转移和异时性卵巢转移。同时性卵巢转移需要与原发性卵巢癌鉴别，尤其需要警惕伴有 CA125 和 HE4 显著升高的患者。异时性卵巢转移多见于结直肠癌治疗后 2 年内，表现为 CA199 和 CEA 的升高，影像提示卵巢体积增大或卵巢肿块，边界较清楚，双侧多见。结直肠癌卵巢转移往往无明显症状，病变进展迅速，化疗疗效欠佳，首选手术治疗，建议切除双侧卵巢，术后全身系统治疗。如果卵巢转移合并其他部位转移，可行 CRS＋HIPEC。

4.6.20 结直肠恶性肿瘤脑转移应该如何治疗？

脑转移发生率为 $0.6\%\sim3.2\%$，分为脑实质转移和软脑膜转移。软脑膜转移预后更差。手术和放疗仍是脑转移瘤的主要治疗方式，化疗药物并不能延长脑转移患者的总生存期，故不推荐单纯化疗。手术可以缓解占位效应及瘤周水肿导致的颅内高压及神经功能障碍，且可以明确病理学诊断。对于全身状况良好且颅外肿瘤控制满意的单发脑转移患者，推荐手术切除＋全脑放射治疗（WBRT）。放疗方案也可选择 WBRT 联用立体定向放射外科治疗（SRS）。

对于多发脑转移瘤患者，如果全身肿瘤已经得到控制，在不增加新的神经功能障碍的情况下，可考虑手术切除具有占位效应的肿瘤。除对肿瘤本身的治疗外，推荐使用糖皮质激素以减缓病灶的占位效应及继发脑水肿引起的颅内高压症状。对已出现继发癫痫患者行抗癫痫治疗是必要的，但并不推荐在未出现癫痫时行预防性治疗。

4.6.21 结直肠恶性肿瘤骨转移应该如何治疗？

骨转移瘤治疗目的是预防或处理病理性骨折，解除神经压迫，从而缓解患者的不适症状，提高生活质量。对骨转移瘤应采用综合性治疗，包括手术、放疗、双膦酸盐类或地舒单抗药物治疗、对原发病的系统治疗（化疗、分子靶向等治疗）、镇痛治疗和营养支持治疗等。

由于肿瘤病理类型直接影响着治疗方案的制定，对于有原发肿瘤病史但原发肿瘤长期不活跃的患者，建议行 CT 引导下活检术；对于既往有恶性肿瘤病史，就诊时已经全身多发转移的患者，此时再出现新发脊柱病变，时间允许的条件下，也应做病理活检，因为临床上第二次手术的病理结果或分型与第一次不一致的情况并不罕见。对于症状进行性加重、来不及做活检的患者可以直接手术。

在评估患者生存期后，采用长干骨 Mirels 评分系统及脊柱 SINS 评分系统评估神经压迫程度，明确有无手术指征。长干骨转移手术目的是防止病理性骨折发生或恢复病理性骨折后骨的连续性。对于皮质破坏不严重者，可用闭合性髓内钉技术；对于皮质破坏广泛者，应切开清除肿瘤，填充骨水泥和应用内固定；而对肿瘤破坏关节影响功能者，可进行肿瘤型关节置换。切除脊柱骨转移灶的目的是减轻疼痛，保护神经功能，维持或重建脊柱稳定性，同时有少数肿瘤患者可能通过广泛切除而治愈。对于出现脊柱病理性骨折但无神经压迫且椎体后壁完整的患者，可采用椎体成形术。如椎体后壁缺损可采取经皮椎弓根螺钉内固定术；如存在脊髓压迫症状，可采用脊柱肿瘤分离手术；孤立性转移性脊柱肿瘤预计生存期超过 12 个月的患者，可以采用 En-bloc 整块切除。

4.6.22 什么是新辅助治疗？哪些患者适合进行术前新辅助治疗？

新辅助治疗就是在手术前进行的抗肿瘤治疗，再进行手术切除。根据不同的肿瘤类型，新辅助治疗手段可能是化疗，内分泌，靶向，免疫，甚至可能是放疗。新辅助治疗有如下作用：（1）可降低肿瘤患者分期，灭活其体内可能存在的微转移灶，降低病情复发率；（2）可减少或消灭转移的癌细胞，增强手术切除效果；（3）可缩小病灶，提高手术切除率；（4）使不可手术切除的患者获得手术切除的机会。但不是所有的患者都适用于新辅助治疗。结直肠癌的新辅助治疗包含以下 3 种：

1）直肠癌的新辅助治疗

新辅助治疗的目的在于降低局部复发、提高手术切除率，提高保肛率，延长患者无病生存期。推荐新辅助放化疗、新辅助化疗或新辅助免疫治疗适用于 MRI 评估距肛缘<12 cm 的直肠癌。（1）直肠癌术前治疗推荐完善 MMR 或 MSI 检测，如为错配修复正常（pMMR）或微卫星稳定（MSS）推荐以氟尿嘧啶类药物为基础的新辅助放化疗。如为 dMMR 或 MSI-H，国外研究显示，其对 PD-1 单抗应答率高，可考虑在多学科团队指导下决定是否行新辅助免疫治疗。（2）T1～2N0M0 或有放化疗禁忌的患者，推荐直接手术。对于手术保留肛门括约肌有困难、患者有强烈保肛意愿者，与患者进行充分沟通后，在行放化疗后根据疗效评估决定是否手术。（3）T3 和（或）N+ 的可切除直肠癌患者，原则上推荐术前新辅助治疗；也可考虑在 MDT 讨论后行单纯新辅助化疗，后根据疗效评估决定是否联合放疗。（4）T4 或局部晚期不可切除的直肠癌患者，必须行术前放化疗。治疗后必须重新评价，MDT 讨论是否可行手术。新辅助放化疗中，可在长程放疗期间同步进行化疗。（5）对于不适合放疗的患者，推荐在 MDT 讨论下决定是否行单纯的新辅助化疗。

2）T4b 期结肠癌术前治疗

（1）对于初始局部不可切除的 T4b 结肠癌，如为 pMMR 或 MSS，推荐化疗或化疗联合靶向治疗方案（具体方案参见结直肠癌肝转移术前治疗）。必要时，在 MDT 讨论下决定是否增加局部放疗。如为 dMMR 或 MSI-H，建议在 MDT 讨论下决定是否行免疫治疗。（2）对于初始局部可切除的 T4b 期结肠癌，推荐在 MDT 讨论下决定是否行术前药物治疗或直接手术治疗。

3）结直肠癌肝和（或）肺转移术前治疗

结直肠癌患者合并肝转移和（或）肺转移，转移灶为可切除或潜在可切除，根据 MDT 讨论，决定是否推荐术前化疗或化疗联合靶向药物治疗。靶向药物包括西妥昔单抗（推荐用于 KRAS、NRAS、BRAF 基因野生型患者），或联合贝伐珠单抗。建议治疗时限 2～3 个月。治疗后必须重新评价，并考虑是否可行局部毁损性治疗，包括手术、射频和立体定向放疗。

4.6.23 什么是术后辅助治疗？哪些患者需要进行术后辅助治疗？

术后辅助治疗是高风险的肿瘤患者术后降低复发风险、提高生存率的有效手段，术后辅助治疗应根据患者原发部位、病理分期、分子指标及术后恢复状况来决定。推荐术后 4 周左右开始辅助化疗（体质差者适当延长），化疗时限 3～6 个月。在治疗期间应根据患者体力情况、药物毒性、术后 TN 分期和患者意愿，酌情调整药物剂量和（或）缩短化疗周期。有放化疗禁忌的患者不推荐辅助治疗。

Ⅰ期（T1～2N0M0）结直肠癌：不推荐辅助治疗。

Ⅱ期结肠癌应当确认有无以下高危因素：组织学分化差（Ⅲ或Ⅳ级）且为 pMMR 或 MMS、T4、血管淋巴管浸润、术前肠梗阻或肠穿孔、标本检出淋巴结不足（<12 枚）、神经侵犯、切缘阳性或无法判定。（1）对于无高危因素者，建议随访观察，或者单药 5-Fu 类药物化疗。（2）对于有高危因素者，建议辅助化疗。

Ⅲ期结直肠癌：推荐辅助化疗。

直肠癌辅助放化疗：T3～4 或 N1～2 距肛缘＜12 cm 直肠癌，推荐术前新辅助放化疗，如术前未行新辅助放疗，根据术后病理情况决定是否行辅助放化疗。

4.6.24 结直肠恶性肿瘤手术后多久可以进行全身治疗？

推荐术后 4 周左右开始辅助化疗（体质差者适当延长），化疗时限 3～6 个月。

4.6.25 结直肠恶性肿瘤常见化疗药物有哪些？

目前结直肠癌的化疗药以氟尿嘧啶类的氟尿嘧啶、卡培他滨，铂类的奥沙利铂和喜树碱类的伊立替康三类药为主，以及雷替曲塞、曲氟尿苷替匹嘧啶等。

4.6.26 氟尿嘧啶、卡培他滨与曲氟尿苷替匹嘧啶有什么区别与联系？该如何选择？

1）氟尿嘧啶（5-FU）

氟尿嘧啶（5-FU）自 1957 年应用于临床以来，是最早被公认为治疗结直肠癌有效的药物，至今仍是治疗结直肠癌最重要的药物。5-FU 是尿嘧啶 5 位上的氢被氟取代的衍生物，进入细胞后转化为单磷酸脱氧氟尿嘧啶，通过抑制胸苷酸合成酶的活性干扰DNA的合成，起到抑制肿瘤细胞生长的作用。临床上用于多种肿瘤（如结直肠癌、胃癌、肝癌、乳腺癌、宫颈癌、膀胱癌、皮肤癌等）的治疗有效，尤对消化道癌及其他实体瘤有良好疗效，可静脉或腔内注射，口服吸收不完全。其单独使用的有效率在20%左右，通过与亚叶酸钙联合使用可明显提高其疗效。

氟尿嘧啶不良反应包括恶心、呕吐、食欲减退，一般都不是十分严重；比较常见的还有血象降低，大多在疗程开始2~3周内降至最低点，大约在3~4周时可以恢复正常，注意加强营养，定期复查血象，如果有发热等症状时需警惕出现了严重周围血白细胞减低的情况，及时用药物处理，防患于未然；此外，静脉推注或静脉滴注时药物外溢可引起局部疼痛、坏死和炎症。

2）卡培他滨

卡培他滨是一种临床应用较为广泛的氟尿嘧啶的衍生物，属嘧啶类抗代谢药物。基础及临床研究表明，卡培他滨是目前最具有活性的口服氟嘧啶类药物。卡培他滨是一种对肿瘤细胞有选择性活性的口服细胞毒性制剂，是5-FU的前体，本身无细胞毒性，但可转化为具有细胞毒性的5-FU，其结构通过肿瘤相关性血管因子胸苷磷酸化酶在肿瘤所在部位转化而成，从而最大限度地降低了5-FU对正常人体细胞的损害。临床上主要用于晚期原发性或转移性乳腺癌、结直肠癌和胃癌的治疗。

卡培他滨对肿瘤具有一定的选择性作用，肿瘤组织中的药物浓度要高于正常组织，故其不良反应较轻，且容易处理，主要包括厌食、味觉障碍、头痛头晕、消化不良、口腔炎、皮炎、脱发、发热无力、手足综合征等。手足综合征表现为手和足的麻刺感、麻木、疼痛、红斑、色素沉着、肿胀、脱皮、水疱，大约有一半的患者会出现这种情况，但严重者少见。对于预防卡培他滨引起手足综合征的经验是不穿过紧的鞋袜、不戴戒指、不反复摩擦手脚，化疗后3~5天内避免皮肤过度受压或过度受热，避免洗热水淋浴，避免引起摩擦的行为，使用润肤剂防止手脚过度干燥。

3）曲氟尿苷替匹嘧啶

曲氟尿苷替匹嘧啶（FTD/TPI）是新型细胞毒类药物，直接掺入DNA链，破坏DNA功能，发挥抗肿瘤作用。作用机制与氟尿嘧啶类药物不同，可抵抗5-FU耐药。该药已在国内获批用于既往接受过氟尿嘧啶类、奥沙利铂和伊立替康为基础的化疗，以及既往接受过或不适合接受抗血管内皮生长因子（VEGF）治疗、抗表皮生长因子受体（EGFR）治疗（RAS野生型）的转移性结直肠癌（mCRC）患者。最新研究表明，曲氟尿苷替匹嘧啶＋贝伐珠单抗治疗比曲氟尿苷替匹嘧啶单药治疗能获得更长的OS，曲氟尿苷替匹嘧啶＋贝伐珠单抗用于难治性mCRC也已在FDA获批，因而曲氟尿苷替匹嘧啶＋贝伐珠单抗也是合理、可选的治疗方案。

4.6.27　什么是靶向治疗？当前结直肠恶性肿瘤患者可以接受哪些靶向治疗？

靶向治疗是一种癌症治疗方法，通过干扰癌细胞生长、分裂和扩散达到治疗肿瘤的目的。靶向治疗有时也被称为"分子靶向治疗""分子靶向疗法""精准医疗"或类似名称。

靶向疗法在很多方面与标准化疗不同：（1）靶向疗法作用于与肿瘤相关的特定分子靶点，而大多数标准化疗作用于所有迅速分裂的正常细胞和肿瘤细胞；（2）靶向治疗刻意选择并设计与特定的靶标相互作用，而大多标准化疗是用于杀死细胞；（3）靶向疗法通常具有细胞生长抑制作用（即阻断肿瘤细胞增殖），而标准化疗药物具有细胞毒性（即杀死肿瘤细胞）。常用来治疗结肠癌和直肠癌的靶向药物如下：

1）靶向血管形成（VEGF）的药物

血管内皮生长因子（VEGF）帮助肿瘤形成新血管（称为血管生成）以获得生长所需的营养。阻止血管内皮生长因子发挥作用的药物可用于治疗某些结肠癌或直肠癌。这些药物包括贝伐珠单抗、雷莫卢单抗等。这些药物每 2 周或 3 周通过静脉输注（IV），大多数情况下与化疗一起使用。当与化疗结合使用时，这些药物可能有助于改善晚期结肠癌或直肠癌患者的生存。

针对血管内皮生长因子的药物可能的副作用包括高血压、严重疲惫感、出血、白细胞计数低（感染风险增加）、头痛、口腔溃疡、食欲不振、腹泻，罕见但可能严重的副作用包括血栓、严重出血、结肠穿孔、心脏问题、肾脏问题和伤口愈合缓慢。如果结肠穿孔，可能会导致严重的感染（需要急诊手术来修复）。这些药物的另一个罕见且严重的副作用是输液时的过敏反应，可能会导致休克。

2）以表皮生长因子受体（EGFR）改变为靶点的药物

表皮生长因子受体（EGFR）是一种帮助癌细胞生长的蛋白质。在癌细胞表面经常有很多这种物质。以表皮生长因子受体为靶点的药物可用于治疗某些晚期结肠癌或直肠癌，如西妥昔单抗等。这类药物对于有 KRAS、NRAS 或 BRAF 基因突变的结直肠癌效果差。医生通常在治疗前检测肿瘤的基因变化，并且只对没有这些突变的患者使用这些药物。

EGFR 靶向药物最常见的副作用是皮肤问题，如治疗过程中脸部和胸部出现痤疮样皮疹，有时会导致感染，可能需要抗生素霜或药膏来帮助控制皮疹和相关感染。其他副作用包括头痛、疲倦、发热、腹泻。这些药物的另一个罕见且严重的副作用是输液过程中的过敏反应，可能会导致休克。治疗前可以通过服用药物以帮助预防这种情况。

3）其他靶向药物

瑞戈非尼是一种被称为激酶抑制剂的靶向治疗。激酶是细胞表面或其附近的蛋白质，将重要信号传送到细胞的控制中心。瑞戈非尼可以阻断一些激酶蛋白，这些激酶蛋白可以帮助肿瘤细胞生长，也可以帮助形成新的血管来喂养肿瘤。阻断这些蛋白质有助于阻止癌细胞的生长。这种药物可用于治疗晚期结直肠癌。常见的副作用包括疲劳、食欲不振、手足综合征（手和脚发红和刺激）、腹泻、高血压、体重减轻和腹痛。不常见且更严重的副作用可能包括严重出血或胃肠穿孔。

呋喹替尼是一个喹唑啉类小分子血管生成抑制剂，主要作用靶点是 VEGFR 激酶家族（VEGFR1、2 和 3）。通过抑制血管内皮细胞表面的 VEGFR 磷酸化及下游信号传导，抑制血管内皮细胞的增殖、迁移和管腔形成，从而抑制肿瘤新生血管的形成，最终发挥肿瘤生长抑制效应。呋喹替尼胶囊为转移性结直肠癌患者提供了新的治疗途径。呋喹替尼胶囊单药适用于既往接受过氟尿嘧啶类、奥沙利铂和伊立替康为基础的化疗，以及既往接受过或不适合接受抗血管内皮生长因子（VEGF）治疗、抗表皮生长因子受体（EGFR）治疗（RAS 野生型）的转移性结直肠癌患者。

拉罗替尼是一种 TRK 抑制剂。神经营养性酪氨酸受体激酶（NTRK）基因家族中的基因重排会导致基因融合，从而促进肿瘤的生长和增殖。TRK 家族蛋白是酪氨酸激酶，TRK 抑制剂的原理就是通过抑制激酶的活性来抑制癌症生长。拉罗替尼常见副作用：临床试验结果显示，有超过 20% 的患者出现了不良反应，包括 ALT 和 AST 转氨酶升高（45%）、贫血（42%）、恶心（29%）、头晕（28%）、咳嗽（26%）、呕吐（26%）、便秘（23%）和腹泻（22%）等。

4.6.28 什么是免疫治疗？当前哪些结直肠恶性肿瘤患者可以接受免疫治疗？

肿瘤免疫治疗是通过主动或被动方式使机体产生肿瘤特异性免疫应答，发挥其抑制和杀伤肿瘤细胞功能的治疗方法，具有特异高效、使机体免于伤害性治疗等优点。和手术、靶向、放化疗等传统的治疗方法本质不同，免疫疗法不是直接杀死癌细胞，而是调动体内能识别肿瘤的免疫细胞，提高人体内的免疫系统作战能力，靠它们来间接杀灭和控制癌症，副作用小，安全有效。肿瘤免疫治疗包括免疫检查点抑制剂、肿瘤疫苗、细胞免疫细胞治疗以及非特异性免疫调节剂等。其中免疫检查点抑制剂是目前免疫治疗中最成熟、应用最广泛的一类。

通俗地说，当体内产生肿瘤细胞后，强大的免疫系统应该会识别并攻击它，但由于免疫细胞会产生抑制自身的蛋白小分子，这种分子会保证正常机体不被免疫系统误伤。然而肿瘤细胞也利用这种机制从人体免疫系统中逃脱存活下来。免疫检查点抑制剂类药物可解除这种抑制作用，让免疫细胞重新激活工作，消灭癌细胞。

4.6.29 什么是腹腔热灌注治疗（HIPEC）？当前哪些结直肠恶性肿瘤患者可以接受腹腔热灌注治疗（HIPEC）？

腹腔热灌注治疗是将大容量灌注液或是含有化疗药物的灌注液加热到一定温度，持续循环恒温灌注入患者体腔（腹腔、胸腔、膀胱）内，维持一定的时间，通过热化疗的协同增敏作用和大容量灌注液循环灌注冲刷作用，有效地杀灭和清除体腔内残留癌细胞及微小病灶的一种新的肿瘤辅助治疗方法，可有效地预防和治疗胸腹腔种殖转移，尤其是并发的恶性胸腹水疗效更佳。

主要用于：（1）胃癌、大肠癌、卵巢癌、子宫内膜癌、胰腺癌、腹膜假性黏液瘤等术后腹膜转移的预防和治疗；（2）各种腹腔恶性肿瘤引起的种殖转移及并发的恶性腹水的治疗。

腹腔热灌注治疗的禁忌证：（1）各种原因所致腹腔内广泛粘连；（2）吻合口存在水肿、缺血、张力等愈合不良因素；（3）完全肠梗阻；（4）明显肝肾功能不全；（5）合并骨髓抑制、外周血白细胞、血小板低下；（6）严重心血管系统病变；（7）感染性疾病，尤其是严重腹腔感染；（8）出血倾向或者凝血功能障碍；（9）生命体征不稳定；（10）恶病质。

4.6.30 左半结肠恶性肿瘤与右半结肠恶性肿瘤在内科治疗方面有什么区别及联系？

右半结肠癌（原发灶位于回盲部到脾曲）患者的预后明显差于左半结肠癌和直肠癌（自脾曲至直肠）。对于 KRAS、NRAS、BRAF 基因野生型患者，一线治疗右半结肠癌中抗 VEGF 单抗（贝伐珠单抗）联合化疗的疗效优于抗 EGFR 单抗（西妥昔单抗）联合化疗，而在左半结肠癌和直肠癌中，抗 EGFR 单抗联合化疗疗效优于抗 VEGF 单抗联合化疗。

4.6.31 哪些结直肠恶性肿瘤患者需要进行术后辅助放疗？

辅助放疗主要推荐用于未行新辅助放疗、术后病理分期为Ⅱ～Ⅲ期且为高危局部复发的直肠癌患者。

直肠癌患者姑息放疗的适应证为肿瘤局部区域复发和（或）远处转移灶，或某些不能耐受手术者，无法通过放疗和综合治疗达到治愈效果。结肠癌姑息切除手术后，留置标记，也可考虑术后放疗。

4.6.32 结直肠癌患者术后是否需要到放疗科就诊？

Ⅱ～Ⅲ期直肠癌根治术后，需要追加盆腔放疗者，推荐先行同步放化疗再行辅助化疗，或先行 1～2 个周期辅助化疗、同步放化疗再辅助化疗的夹心治疗模式。对于切缘阴性的 pN2 期患者，也可以考虑先行辅助化疗再行同步放化疗的模式。

4.6.33 什么是根治性放疗？什么是姑息性放疗？什么是转化性放疗？它们有何区别与联系？

根治性放疗指应用肿瘤致死量的射线，全部消灭恶性肿瘤的原发和转移病灶，主要适用于对放射线敏感或中度敏感的肿瘤。

姑息性放疗指减轻患者痛苦、改善症状及延长其生命为目的的放射治疗。临床上姑息性放疗又可分为高度姑息和低度姑息两种。高度姑息放疗用于一般状况尚好的患者，所给剂量为根治量或接近根治量。低度姑息放疗用于一般状况较差或病已到晚期，只希望起到减轻痛苦作用的患者，剂量仅为根治量的 1/2 或 1/3。姑息治疗主要用于：缓解疼痛，癌症骨转移及软组织浸润等可引起较剧烈的疼痛；缓解压迫症状，如肺癌引起的上腔静脉综合征等；促进病灶愈合，皮肤癌等常合并恶性溃疡，放疗可使病灶缩小并促进其愈合；控制远处转移灶的发展，如肺癌颈部淋巴结转移等；止血，如鼻咽癌出血等。

转化性放疗适用于有强烈保肛意愿的低位直肠癌患者，可先放化疗，如果肿瘤对放化疗敏感，达到临床完全缓解，可考虑等待观察的治疗策略；未达临床完全缓解，建议行根治性手术。对于复发/转移但具有根治机会的直肠癌患者，如直肠病灶局部复发且切除困难，在之前未接受放疗的前提下，可考虑局部放疗使之转化为可切除病灶再行手术切除。

4.6.34 同步放化疗和序贯放化疗有什么区别与联系？结直肠癌患者该如何选择？

同步放化疗与序贯放化疗的区别在于治疗期限、治疗副作用等的不同。如果癌症采用同步放化疗，放疗和化疗之间可以起到更好的协同增效作用。同步放化疗治疗强度和疗效，常常会优于序贯放化疗的治疗方式。但是同步放化疗的方案，在给病人带来癌症明显缓解的同时，也会增加不良反应发生的概率。因为放疗的不良反应和化疗的不良反应，在进行同步治疗时，可以出现叠加，从而影响到病人的生活质量。病人在同步放化疗之后，可以出现明显的骨髓抑制，以及放射所引起的相关的局部反应，对于身体状态比较差、年龄比较大的病人，盲目采用同步放化疗，会给病人身体造成极大的伤害。

部分病人由于不能耐受不良反应，会导致治疗终止，这时就需要用序贯放化疗的方式进行替代。在基本保证治疗疗效的同时，能够很好地减轻放化疗所带来的不良反应，提高病人的耐受性。

Ⅱ～Ⅲ期直肠癌根治术后，需要追加盆腔放疗者，推荐"先行同步放化疗再行辅助化疗"或"先行 1～2 个周期辅助化疗、同步放化疗再辅助化疗的夹心治疗模式"。对于切缘阴性且 pN2 的患者，也可以考虑"先行辅助化疗再行同步放化疗模式"。

4.6.35　结直肠恶性肿瘤放疗的副作用和注意事项有哪些？

放射治疗是结直肠癌综合治疗的一个重要组成部分。一方面，肿瘤细胞被杀死以后产生的代谢产物会引起一些全身的反应；另一方面，放射治疗在杀死肿瘤细胞的同时，对正常的细胞也会有一些损伤，这些就是放疗的副作用。放疗的副作用主要包括两大类：

1) 全身副作用

由于肿瘤组织崩解、毒素被吸收，在照射数小时或 1～2 天后，病人可出现全身反应，表现为一系列的功能紊乱与失调，如精神不振、头痛头晕、身体衰弱、疲乏无力、食欲不振、恶心呕吐、腹痛腹泻、便秘、食后胀满等，轻微者可不做处理，重者应及时行相应治疗，必要时减少放射剂量或停止放射治疗，也可适当进行中医中药调理等，以提高机体的免疫力及对于放射治疗的耐受性等。

2) 局部副作用

由于身体各组织部位对放射线的耐受性不同，且放射线的类型、剂量、照射面积也不同，所以各组织部位的表现也不一致。

（1）放射性皮炎：皮肤对射线的耐受量与所用放射源、照射面积和部位有关。钴60 治疗机和直线加速器产生的 γ 射线和高能 X 线穿透力强，皮肤接受的放射剂量较小，反应较轻；X 线治疗机产生的低能 X 线和感应加速器产生的电子束皮肤受量大，反应重。临床上大面积照射时或照射皮肤的皱褶及潮湿处，可出现一定程度的皮肤反应。照射范围的皮肤放射反应一般分为三度：一度放射性皮炎为干性皮炎，照射区域内皮肤出现红斑、瘙痒、脱毛，并有色素沉着、毛囊扩张，类似痤疮样改变。二度放射性皮炎为湿性皮炎，皮肤充血水肿，出现大小不等的透明水泡，破溃后可向外渗液，自觉烧灼剧痛。三度放射性皮炎为放射性溃疡及糜烂，自觉剧痛，溃疡难以愈合。放疗后数日或更长时间，照射部位可出现皮肤萎缩、毛细血管扩张、淋巴引流障碍、水肿及深棕色斑点、色素沉着，称后期反应。

（2）放射性肠炎：腹部和盆腔行放射治疗时，放射线超过肠道耐受剂量时，可出现黏膜溃疡、坏死，组织脱落，引起大出血和肠穿孔，进而引起腹胀、腹痛、腹泻、大便次数增多和黏液脓血便等放射性肠炎的表现。放射性肠炎有时还可能引起肠管粘连和肠腔狭窄，甚至引起肠梗阻，严重者需要手术才能缓解症状。放疗期间应注意病人有腹痛、腹泻、黏液脓血便、里急后重等放射性肠炎表现，反应较轻者可适当给予药物治疗，反应较重者应暂停放疗。

（3）放射性膀胱炎：膀胱被放射线照射后可引起毛细血管扩张，膀胱黏膜充血、水肿，伴出血点，表现为尿频、尿急、血尿等膀胱炎症状。放疗后期严重者膀胱缩小，膀胱排尿无力，需导尿或手术治疗。放疗期间应鼓励病人多饮水，以达到自然冲洗膀胱并预防感染的目的。

（4）放射性骨髓抑制：腰椎和骨盆的骨髓内含有大量的造血组织，这些造血组织可以源源不断地生产白细胞、红细胞和血小板，然后输送到血液循环中。腹部的放疗会对腰椎和骨盆的骨髓产生放射性损伤，导致骨髓组织造血减少，进而引起周围血中白细胞数降低、贫血（红细胞和血红蛋白下降）和血小板减少等骨髓抑制现象。

（5）骨质疏松、骨骼畸形：骨骼在接受一定量放射线照射后容易发生骨质疏松，受外力时易发生骨折。正在生长发育阶段的骨组织对放射线非常敏感，小剂量的放射线就会使生长受到抑制，以致发育停止，造成畸形。

（6）放射性脊髓炎：脊髓受较大剂量照射后会出现脊髓损伤，多发生于放疗后数月至数年内，开始表现为渐进性、上行性感觉减退，行走或持重乏力，低头时如触电感，逐渐发展为四肢运动障碍、反射亢进、痉挛，以至瘫痪。治疗时需给予大量维生素B族神经营养药物、激素和血管扩张药，配合针灸和理疗。

（7）放射性肺炎和肺纤维变：结直肠癌伴肺转移的患者如果行胸部放疗，就可能发生放射性肺炎。轻者无症状，急性放射性肺炎伴有高热、胸痛、咳嗽、气急等，需立即吸氧，静滴氢化可的松和抗生素。上呼吸道感染是其诱因，应注意保暖，预防感冒。放疗后期可出现进行性肺纤维变，表现为气短、干咳，需对症处理。

4.6.36　如何评价治疗效果？

评价抗肿瘤治疗效果目前主要依据实体肿瘤临床疗效评价标准（RECIST1.1），通过定期复查测量病灶大小评估治疗效果。检查测量手段包括 CT、MRI、X 片、超声、肿瘤标志物、细胞学检查、组织学检查等。肿瘤疗效评价大致分为完全缓解、部分缓解、疾病进展、疾病稳定和病情不明确 5 种情况。

4.7

结直肠恶性肿瘤相关并发症的诊断和治疗

4.7.1　结直肠恶性肿瘤患者为什么会有腹水？应该如何处理？

恶性腹水是晚期肿瘤患者常见的并发症之一，发生率为 15％～50％，多见于肝癌、胃癌、乳腺癌、胰腺癌、大肠癌等。一旦出现恶性腹水，患者的中位生存期将缩短至数月，甚至数周，1 年生存率低于 15％，而且严重影响患者的生活质量。

恶性腹水一般表现出疲劳、呕吐、食欲不振、呼吸喘促、腹部胀痛、足背水肿、日常活动耐受性降低等症状。当患者出现以上症状时可进行超声检查，一般腹腔内有 300 mL 左右液体，彩超即可探查出，并且可以明确是否是腹水。

恶性肿瘤的腹腔、腹膜转移导致腹水有以下几种原因：（1）癌细胞阻塞淋巴管、血管血栓，淋巴血液流动受阻，漏出性腹水；（2）腹膜转移，血管内皮细胞受损甚或恶性变化导致血管通透性增加，水分等物质过多地进入腹腔；（3）患者营养消耗、恶液质状态，血浆胶体渗透压降低，加重腹腔积液形成。以上这些恶性腹水的原因往往同时存在，互相交织。总体上说，目前没有任何一种方法能够强有效地控制恶性腹水，医生可能尝试多种方式。大方向上，恶性腹水源于恶性肿瘤，抗肿瘤治疗有效后腹水便可能得到缓解。具体方法包括利尿剂治疗、腹腔穿刺引流、腹腔内灌注化疗＋热疗及全身抗肿瘤治疗。

而对于患者居家管理而言，需要注意以下几点：（1）卧床休息：卧床休息一方面可以增加肝血流量，降低肝代谢负荷；另一方面可以使肾血流量增加，改善肾灌注，有利于腹水消退。（2）低盐、限水：低盐，每日食盐量 2～4 g；限水，每日饮水量约 1～1.5 L。（3）高蛋白质、高热量饮食：低蛋白血症应及时补充蛋白质和维生素，肝性腹水应每天保证 2 000 kcal 以上的热量，以补充碳水化合物为主。（4）适量脂肪、镁、锌：适量补充脂肪，补充含锌、镁丰富的食物，如瘦猪肉、牛肉、鱼类、绿叶蔬菜、乳制品等。（5）食物要新鲜可口，柔软易消化，无刺激性。

癌症晚期的恶性腹水治疗是一个复杂的过程，是以利尿、补充白蛋白、腹腔穿刺放液及联合抗肿瘤治疗为主的综合治疗。恶性腹水若治疗不及时，一方面会影响患者的生活质量，另一方面还会加速肿瘤的进展，患者应做到早发现、早治疗，调整饮食，提高免疫力，将风险降到最低，争取最大限度地延长生存时间。

4.7.2 结直肠恶性肿瘤患者为什么会贫血？应该如何处理？

恶性肿瘤所致贫血是指造血组织以外的各种恶性肿瘤所引起的贫血。其贫血表现类型和程度因恶性肿瘤种类、病程、治疗方法不同而各异，临床表现随肿瘤种类、发生部位及转移扩散程度不同而异。

肿瘤相关性贫血的发生原因：（1）肿瘤本身所致：包括肿瘤相关出血、肿瘤侵犯骨髓、肿瘤所致营养不良、铁代谢异常、肾脏功能损伤以及肿瘤相关的各细胞因子对骨髓造血功能的影响。多数情况下这种类型的贫血是低增生性，正常红细胞性，正色素性，血清铁和转铁蛋白饱和度（TSAT）降低，而血清铁蛋白（SF）正常或升高。（2）肿瘤相关治疗所致：化放疗引起的骨髓抑制、肾功能不全等。细胞毒性药物，特别是铂类药物能促进红细胞凋亡，同时还能造成肾脏损害，损伤肾小管细胞导致内源性 EPO 减少而引起贫血。

结直肠恶性肿瘤贫血发现较早，症状重，甚至贫血为肿瘤的首发症状而引起注意。其原因主要有：（1）缺铁性贫血。这主要是由于结肠癌的肿块长期慢性失血，导致铁随血液丢失到体外，而患者进食较少，铁摄入不够，导致体内铁缺乏而引起缺铁性贫血。（2）营养性巨幼细胞性贫血。这是由于患者不能进食或进食量明显减少，从食物中摄取的造血物质，如维生素 B12、叶酸明显减少而导致的。（3）急性失血性贫血。主要是因为结肠癌肿块破裂引起大出血，出血量大可导致失血性贫血。（4）癌症骨髓转移导致的贫血。这种情况一般出现在结肠癌的终末期，癌细胞全身广泛播散，当癌细胞转移至骨髓，在骨髓中大量繁殖，会抑制正常的造血功能，导致骨髓抑制性贫血。（5）治疗相关性贫血。结肠癌患者进行化疗、放疗以后都会出现骨髓抑制的副作用，造血功能暂时受到抑制而出现贫血。

治疗所致贫血主要取决于肿瘤治疗，如经外科手术、化疗、放疗及生物治疗后，肿瘤治愈或疗效达到临床缓解，则贫血可显著改善甚至消失。在肿瘤治疗过程中如贫血严重可采用输血治疗，或用红细胞生成素隔天皮下注射 1 次，4～6 周后可使红细胞和血红蛋白上升，减轻贫血症状。对不伴有营养缺乏原因的肿瘤所致贫血患者，补充铁剂、叶酸和维生素 B12，合并自身免疫性溶血性贫血者激素可能暂时有效。

4.7.3　结直肠恶性肿瘤患者为什么会腹泻？应该如何处理？

腹泻一般是指每日排便呈水样并达到 3 次或以上，通常会伴有腹痛，严重时会控制不住便意。导致肿瘤患者腹泻的常见诱因主要包括：焦虑、进食油炸和辛辣食物、食物过敏、粪便阻塞、胃肠道感染或寄生虫、肠易激综合征（IBS）、炎症性肠病（IBD）、每日纤维素摄入过量、药物和治疗。

常见导致腹泻的药物有：（1）5-氟尿嘧啶：超过 50% 的患者服药后会发生腹泻，其中一半患者需要住院处理。（2）伊立替康：通常表现为迟发性腹泻，化疗 24 小时后开始腹泻。与 5-氟尿嘧啶联合使用时腹泻更加明显，严重者还会危及生命，应及时应对处理。（3）卡培他滨：有 30%～40% 的患者服药后会发生腹泻，其中 10%～20% 的患者腹泻较为严重。

放疗也会导致腹泻，腹部放疗引发腹泻的原因主要是肠道内环境受到影响：放疗会导致肠黏膜结构发生改变，易使肠黏膜完整性降低或丧失，肠绒毛变平；放疗会导致肠道酶活性发生改变，易使肠道菌群失调、胆汁酸盐吸收不良、乳糖不耐受。其次，腹部放疗引起的腹泻与放疗区域的大小、剂量、疗程、放疗师的技术、是否进行同步放化疗等相关。约 60% 的患者腹部放疗后会发生轻度急性腹泻；有吸烟史、偏瘦（BMI 低）、高血压、糖尿病、炎症性肠病的患者放疗后易发生急性腹泻。

免疫治疗和手术也会导致腹泻，免疫治疗容易导致结肠炎，使用伊匹单抗（CTLA-4 抗体）后腹泻发生率较高。肿瘤治疗手术导致的腹泻主要集中在食道手术和胃切除手术，原因主要也是手术导致肠道内环境发生了改变，造成肠道菌群失调、胆汁酸盐吸收不良等。另外，切除肠道后肠道缩短，食物蠕动的过程便会加快，也会导致排便次数增多。

除了治疗以外，还有其他诱发腹泻的原因，可能很少发生，但严重性不能掉以轻心，包括：（1）艰难梭菌感染的伪膜性肠炎。（2）肠内营养：有些做肠内营养管饲的患者也会发生腹泻，引发腹泻的原因往往是消毒不彻底导致的，所以一定要先把手洗干净再去触碰胃管，同时保证食物的高度清洁。（3）腹腔神经丛阻滞：腹腔神经丛阻滞是缓解肿瘤患者疼痛的一种辅助治疗手段，术后发生腹泻是正常现象，不过一般是临时性腹泻，过段时间可以自愈。（4）中性粒细胞减少性肠炎：肿瘤患者化疗后有时会出现骨髓抑制的不良反应，如出现中性粒细胞减少的急症。当中性粒细胞<0.5 时，要立即去医院救治，因为这种肠炎导致的腹泻会伴随发热，如不及时处理会有生命危险。（5）缺血性结肠炎：这类肠炎往往是紫杉醇类药物引起的，也属于急症，如果大便带血，也要高度警惕，是否为缺血性结肠炎，应及时去医院治疗。（6）营养液诱发

的腹泻；有些患者每天要喝一些营养液、安素或全安素，以保证热量和蛋白，但这些营养液里通常都添加了牛奶等乳制品，一些中年及以上患者由于对乳糖不耐受，也会导致腹泻，这时就要考虑更换不含乳制品成分的营养液。

轻度腹泻的通用处理原则：（1）饮食调整；（2）口服补充水和电解质；（3）药物治疗，推荐药：① 非处方药：易蒙停/盐酸洛哌丁胺；② 处方药：止泻宁/复方地芬诺酯。如出现以下症状需要及时就医治疗：药物无法控制的恶心呕吐伴1～2级腹泻（每天约4次以上）；3级及以上腹泻（每天约7次以上）；腹泻伴便血；腹泻伴持续发热；便秘数日后腹泻（大便嵌塞）；腹泻粪便中夹有黄白或黄绿色黏膜（伪膜性肠炎）。

4.7.4 结直肠恶性肿瘤患者为什么会排便习惯改变？应该如何处理？

排便习惯改变常为本病最早出现的症状。多以血便为突出表现，或有痢疾样脓血便伴里急后重。有时表现为顽固性便秘，大便形状变细。也可表现为腹泻与糊状大便，或腹泻与便秘交替，粪质无明显黏液脓血，多见于右侧大肠癌。这可能是由于肿瘤对肠道的刺激或堵塞肠腔、浸润肠管所致，也可能与手术、局部放疗及全身化疗有关。

如果排便和平常的规律不一样，应及早到医院进行专科检查，及时的肛门指检和电子结肠镜检查有助于发现早期结直肠癌，从而达到疾病早治疗的目的。

4.7.5 结直肠恶性肿瘤患者为什么会肠梗阻？应该如何处理？

肠梗阻好发于结直肠癌术后康复期、化疗期间不规范饮食以及晚期肿瘤进展期患者。特别是晚期肿瘤进展压迫导致的肠梗阻不管是保守处理还是手术造瘘处理都只能起到短期的效果，长期还是需要有效的化疗方案来控制肿瘤进展进而排除肠梗阻风险。

肠梗阻是腹部外科常见的急腹症，常见的症状为腹痛、呕吐、腹胀和肛门停止排气排便。两种比较特殊类型的肠梗阻如下：（1）粘连性肠梗阻：① 以往有慢性梗阻症状和多次反复急性发作的病史；② 多数病人有腹腔手术、创伤、出血、异物或炎性疾病史；③ 临床症状为阵发性腹痛，伴恶心、呕吐、腹胀及停止排气排便等。（2）绞窄性肠梗阻：① 腹痛为持续性剧烈腹痛，频繁阵发性加剧，无完全休止间歇，呕吐不能使腹痛腹胀缓解；② 呕吐出现早而且较频繁；③ 早期即出现全身性变化，如脉率增快，体温升高，白细胞计数增高，或早期即有休克倾向；④ 腹胀：低位小肠梗阻腹胀明显，闭襻性小肠梗阻呈不对称腹胀，可触及孤立胀大肠襻，不排气排便；⑤ 连续观察：可发现体温升高、脉搏加快、血压下降、意识障碍等感染性休克表现，肠鸣音从亢进转为减弱；⑥ 明显的腹膜刺激征；⑦ 呕吐物为血性或肛门排出血性液体；⑧ 腹腔穿刺为血性液体。

对于单纯性、不完全性肠梗阻，特别是广泛粘连者，一般采用非手术治疗；对于单纯性肠梗阻可观察 24～48 小时，对于绞窄性肠梗阻应尽早进行手术治疗，一般观察不宜超过 4～6 小时。基础疗法包括禁食及胃肠减压，纠正水、电解质紊乱及酸碱平衡失调，防治感染及毒血症。

如何预防肠梗阻：

1）饮食注意

（1）少食用粗纤维、黏连性食物，补充高蛋白。粗纤维食物如蔬菜类、水果类、菌菇类、芹菜、玉米、菠萝、苹果、金针菇等；黏连性食物如糯米、汤圆、粽子、年糕等；难消化、高鞣酸食物如柿子、红枣等。

（2）日常饮食模式建议：尽量吃软烂少渣食物（稀饭、面条），同时补充高蛋白食物（猪牛羊鸡肉类、蛋类、河鲜海鲜等）；避免粗纤维食物（菜叶菜梗、水果、干果等）。海鲜、鸡鸭鱼肉蛋都需要吃。吃蔬菜、水果时要剁碎一点，果汁和菜汁可以正常食用。

2）及时禁忌

手术后、支架置入后、梗阻迹象明显时，严禁食用粗纤维、黏连性食物，禁止食用胀气类食物。粗纤维会令肠道加速蠕动，黏连性即不易消化食物会令肠道负荷增大，均不利于"脆弱时期"的肠道。手术后、支架置入后、梗阻迹象趋于明显时，肠道均处于"脆弱或肿胀"状态，此时不仅要严禁食用粗纤维、黏连性食物，还要避免胀气类食物，减少肠道负荷乃至预防排气失败堵塞。胀气类食物包括牛奶、豆浆、豆制品、白萝卜、糖水等。但酸奶、发酵食物可以食用。

3）做好观察

（1）排便是否减少，甚至暂停数日，是否有反胃和连续嗝气，这些都要留意观察。

（2）腹部体感异样，腹胀、胀气等需要患者自己反馈，体感观察也主要靠患者积极自我关注。

（3）养成规律的活动习惯。早、中、晚饮食后适当走动，以每天步行 1 万步为参考，以个体感官为主，当身体不适时不要强行走动，注意做好保暖，勿着凉！

4.7.6 结直肠恶性肿瘤患者为什么会便血或黑便？应该如何处理？

大便的颜色是黑色的或者排鲜红色的血样便，说明消化道有出血，可见于胃癌和结直肠癌。黑便说明出血量较少，血液在肠道中停留的时间较长，常见于胃癌或者高位结肠癌。而排鲜红色的血样便，有时伴有黏液，说明出血的部位距离肛门较近，常见于直肠癌和乙状结肠癌。

如果结直肠癌病人便血量比较多、量比较大，并且不能够进行手术切除，就需要采用止血药物进行治疗，必要时还需要输血来缓解贫血现象。可以采用盆腔局部放射治疗，既能够控制直肠癌的病变进展，也能够使便血现象好转和减轻。

4.7.7 结直肠恶性肿瘤患者为什么会腹痛？应该如何处理？

多数结直肠恶性肿瘤患者有不同程度的腹痛及腹部不适，如腹部隐痛、右侧腹饱胀、恶心、呕吐及食欲不振等。进食后症状常加重，有时伴有间歇性腹泻或便秘，易与右下腹常见的慢性阑尾炎、回盲部结核、回盲部节段性肠炎或淋巴肿瘤相混淆。结肠肝曲癌可表现为右上腹阵发性绞痛，类似慢性胆囊炎。一般认为，右半结肠癌疼痛常反射至脐上部；左半结肠癌疼痛常反射至脐下部。如癌瘤穿透肠壁引起局部炎性粘连，或在慢性穿孔之后形成局部脓肿时，疼痛部位即为癌肿所在部位。结直肠癌患者出现腹痛时，不能盲目地直接用止疼药物治疗，要寻找病因后判断是炎症、癌肿，还是梗阻造成的。减轻疼痛需要从根本上进行科学的抗肿瘤治疗，以及辅以三阶梯镇痛治疗。

除此之外，结直肠恶性肿瘤患者手术后腹痛也需要引起重视，具体原因及处理原则如下：

（1）腹部手术切口引起的疼痛：术后切口疼痛很常见，一般无需特殊处理，定期换药观察即可。若切口周围的皮肤变红、肿胀、皮肤温度升高，表明存在切口感染、脂肪液化等，则需加强换药，敞开切口充分引流。

（2）肠道痉挛引起的疼痛：肠痉挛又称痉挛性肠绞痛。手术后，由于胃肠道功能尚未完全恢复正常，肠管粘连、扭曲，引起肠内容物通过不畅，为了克服阻力，肠壁的平滑肌有时会出现一阵一阵的强烈收缩，引起阵发性腹痛。腹痛可持续数秒或数十分钟不等，表现为阵发性发作，伴有肠鸣音亢进，多能自行缓解，发作时疼痛感剧烈，停止时疼痛完全消失。轻度的痉挛性肠绞痛不要作特殊处理，以免延迟肠道功能的恢复；严重的痉挛性肠绞痛，患者不能忍受时，可以适当使用缓解肠道痉挛的药物（如盐酸消旋山莨菪碱，别名为654-2）。

（3）肠梗阻：指肠内容物通过障碍，通俗地讲，就是因肠管本身病变、肠管外压迫或肠管内异物阻塞导致肠道不通畅。这里肠道通常是指小肠（空肠、回肠）和结肠（升结肠、横结肠、降结肠、乙状结肠），肠梗阻多伴有腹痛、腹胀、恶心呕吐、肛门停止排气排便。肠梗阻的治疗包括禁食、胃肠减压、维持水电解质酸碱平衡、防治感染、抑制胃酸和消化道液体分泌、静脉营养支持治疗；经长时间保守治疗不能缓解的肠梗阻需要行手术治疗。

（4）应激性溃疡或消化性溃疡引起的疼痛：手术对于人体属于急性创伤，加以术后禁食，胃酸分泌过多，人体在此状态下可产生应激性消化性溃疡，而对于原有胃十二指肠溃疡病史的患者还容易导致溃疡复发，从而引起恶心、反酸、呕吐、上腹部烧灼痛等症状，严重时可伴上消化道出血或穿孔。可给予口服奥美拉唑、达喜（铝碳酸镁）等药物治疗。

（5）吻合口瘘引起的疼痛：常继发于胃肠吻合口瘘或穿孔，肠内容物及消化液经破口进入腹腔，引起以化学刺激、腹腔感染、急性腹膜炎症为表现的急性腹痛。此时需禁食、胃肠减压、静脉营养、加强抗感染治疗、保持引流管通畅，必要时可改为双套管行负压冲洗，保守治疗无效者需急诊手术治疗。

4.8

结直肠恶性肿瘤的康复管理与家庭支持

4.8.1 如何对结直肠恶性肿瘤患者，尤其是肠造口患者进行心理康复指导？家庭成员如何在结直肠恶性肿瘤患者的治疗和康复中提供情感支持？

结直肠恶性肿瘤患者，尤其是肠造口患者术后易出现恐惧、绝望、自卑等负面心理，且佩戴造口袋给患者带来了诸多困扰，加重了患者的负面情绪，影响了其术后的恢复速度，降低了生活质量，个别患者甚至还产生轻生的念头。因此，积极开展心理疏导、加强关心关怀，对改善患者心理情绪、提高生活质量具有重要的积极意义。可以尝试做到如下几点：

1）关心患者

（1）陪伴与倾听：热情地关心患者，抽一定时间陪伴，倾听其诉说心中的焦虑，并表示理解和同情，消除其孤寂感，让其体会到其并不是孤立承担痛苦。

（2）适当安慰：给予安慰。安慰要恰到好处，既强调有希望的方面，又不能太过。这是一个长期渐进的过程，需要进行家属与患者有意识配合的心理调节。尽管生病了，但必须思考清楚，对于你和家人来说，最重要的是什么，并尽一切努力去实现它。

2）鼓励与支持

（1）正向鼓励：面对困难，患者会感到孤立无援，寻求朋友和亲人的安慰，苍白无力的安慰不如直面现实的鼓励。可以鼓励患者说"你已经很棒了！""你的心态超级好，我觉得你真的很勇敢，我要是得病肯定不会比你乐观！"之类的话。

（2）价值实现：让患者做一些力所能及的事情，比如帮忙煮饭、洗水果这种小事情完全可以让患者来做。虽然只是小事情，但是会让患者感受到自己的价值。

3）善待自己

（1）自身健康：作为患者家属，自己拥有健康的身体才能给患者提供良好的照顾。

（2）心理准备：抗癌是场硬仗，需要大量的时间、体力、意志力及一定的资金储备，所以要陪家人共同战斗，要学会的第一件事就是坚强。要把精力留给这场漫长的战斗，用最乐观的心态去感染正在患病的家人。

4.8.2　如何对结直肠恶性肿瘤患者进行饮食营养指导？

1）术后饮食

（1）术后1周内要严格控制饮食——流质膳食

术后24～48小时内禁食。过早进食会出现腹胀、呕吐等不良反应，此段时间内需经外周静脉补液以提供营养物质和能量。第3～4日全流质饮食。肠道恢复功能，肛门开始排气后先少量进食，选择米汤（合并糖尿病者尽量不用）、肠内营养粉剂（糖尿病者可选择糖尿病专用肠内营养制剂），逐步过渡到肉粥汤（取无渣汤）、排骨粥汤（取无渣汤）、稀藕粉、蔬菜汁等。第5～6日进食少量半流质。

肠道手术后肠道功能未恢复前应避免食用产气食品，如牛奶、豆浆、牛乳，一切非流质的固体食物、含膳食纤维多的食物以及过于油腻、厚味的食物均不宜选用。

（2）术后第7～14天要适当控制饮食——半流质膳食

术后第7～14日以流质为主。这时大部分患者肠道功能已基本恢复，无需经静脉输注液体和营养物质，患者完全可以经口进食，可持续5～7天。此时食物以流食为主。肠内营养制剂餐间补充，以保证在减轻消化道负担的同时，满足病人能量及营养素的需求。

此时不宜食用硬而不易消化的食物；忌用浓烈、有刺激性的调味品。

（3）术后第14～90天要酌情控制部分饮食——正常膳食

由于一些患者不敢正常进食或医生忘记指导，在术后较长时间内以流食为主，患者处于"饥饿状态"，从而导致患者体重减轻、体能下降，使身体健康状态不能得到良好恢复。术后2周后食物品种注意多样化，粗细搭配，烹调方法合理，色香味俱全，保证营养素均衡摄入。

避免摄入难消化的食物如辣椒、大蒜、芥末及过分坚硬的食物（核桃、生花生、干杏仁等），特别是有肠造口的病人应注意少食或不食这类食物。

（4）术后腹泻

术后腹泻者宜进食精米、精面、瘦猪肉等以煮、蒸为主的低纤维、低脂、不含乳糖的食物。忌进食含脂肪高的、油炸食物、浓调味品、坚果类及高纤维的蔬菜。

（5）术后便秘

术后便秘者宜以粗糙食物代替精细食物，多吃蔬菜和带皮的水果，必要时服用乳果糖等辅助药物。忌辛辣、煎炸、油腻等食物。

2）化疗饮食

（1）养成健康饮食模式

宜食用大量蔬菜及适量水果，增加全谷类及豆类，限制红肉及加工肉，少吃甜食及含糖饮料。主要原则为"三高一低"：高碳水化合物、高蛋白质、高维生素、低脂肪。

（2）营养监测

每周监测体重，进食量少于平时的 2/3 超过 1 周，或非自主性体重 1 周内下降大于 1～2 kg，建议尽快找主管医师或营养师进行营养评估。

（3）化疗期间营养建议

化疗用药当天，可将早餐提前 1 小时、晚餐推后 1 小时，拉开反应时间，可避免或减轻发生恶心、呕吐等消化道反应。另外，化疗期间早餐应进食清淡的食物，量取平时的一半，3～4 小时后进行静脉化疗，此时食物已经基本消化排空，可有效减轻化疗所致的呕吐症状。化疗前 2 小时不建议大量进食，以避免食物囤积在胃部引起不适，化疗 2 小时内消化道反应较重，应避免进食。口服化疗药物时，饭后半小时服药较好，待血药浓度达高峰时已呈空腹状态，消化道反应会较轻些。

另外，化疗期间，每日的液体量需比原来增加 50％以上，达 2 000～3 000 mL，以减轻药物对消化道黏膜的刺激，并有利于毒素的排泄。补水措施包括多喝水、汤、粥、淡茶、菜汁、果汁等。

化疗期间一般都有恶心、呕吐的反应，宜进食一些清淡的食物，可多食用半流质食物如粥类（如薏米粥、姜汁粥、陈皮粥、绿豆粥、肉末粥、鱼片粥等）、面条、米粉、豆浆、蔬菜水果及清淡的汤类、果蔬汁等水分充足的食物，避免油腻肥厚的如大鱼、大肉、鸡、鸭等难消化的食物。

还要根据食欲和化疗反应调整饮食的内容、数量、餐次和时间，食欲好、反应轻可以多进食。饮食宜采用少量多餐制，喝水与进餐分开，少量多次，进食速度不要太快，食物温度适中，不烫不凉。

饭后不要立即躺下，避免胃食管反流，饭后（包括吃零食）注意漱口，注意保持口腔卫生，及时用牙线清理口腔食物残渣，避免残渣造成感染。

总之，化疗治疗期间对患者进行营养干预和支持，对于改善他们的营养状况、提高对治疗的耐受和疗效，都有着很大的裨益。

4.8.3　如何协助结直肠恶性肿瘤患者进行排便功能的康复锻炼？

对于部分直肠癌患者，手术可能会影响肛门功能，如排便控制。排便过程是一个由神经、肌肉和肛门互相协作、共同完成的复杂过程。要恢复正常的排便功能，除了精益的手术技巧以外，术后科学合理的肛门功能训练也是重要措施。肛门功能康复包括肛门括约肌锻炼和膀胱训练等，以帮助恢复肛门控制能力。还要保持肛门清洁卫生，避免感染和皮肤刺激。

肛门功能训练具体包括以下内容：

1）吻合口扩张

目的：术后及时定期的吻合口扩张可预防吻合口瘢痕挛缩所致的肛门狭窄。

时间：术后2周开始进行，每天1次。需坚持扩肛3～6个月。

方法：戴手套，涂石蜡油，将食指插入患者肛门至通过吻合口，环行扩张肛门，反复进行1～2分钟。先由医师操作并示范，家属掌握扩张方法后，由家属帮助进行训练。

2）缩肛运动

目的：刺激提肛肌增强其收缩力，可有效控制排便。

时间：术后2周开始进行，每天2～3次。每次5～10分钟。

方法：戴手套，涂石蜡油，将食指插入病人肛门至第2指关节，指导病人呼气时收缩盆底肌和肛门括约肌（即上提肛门），吸气时放松，以手指在肛管内能感到紧缩感为方法正确。待病人掌握方法后，即可自行锻炼肛门舒缩。

3）便意感受指导

原因：术后1～2周开始有便意，表现为下腹隐痛、腹胀、肛门坠胀感等。

方法：有便意时立即如厕，防止大便失禁。

4）排便反射训练

目的：每餐进食后半小时如厕，进行排便训练。

时间：术后2周开始，每天3次，每次10分钟，无论是否排便均按时练习，坚持6个月。

方法：利用胃-结肠反射原理，每天定时使大脑皮层产生排便兴奋，长时间训练可形成条件反射性排便习惯，有利于早日恢复排便功能。

5）排尿中断训练

目的：此方法虽然不直接针对肛门括约肌进行锻炼，但对盆底肌的收缩功能及诱导肛门括约肌收缩均有好处。

时间：术后 2 周开始，每次排尿中断 2～3 次，每日训练数次。

方法：在排尿过程中突然中断排尿，至尿流完全停止后再继续排尿。

6）腹肌训练

目的：有规律地收缩腹肌可增加腹压，促进粪便排出。

时间：术后 2 周开始，每天 5 次，每次 10 下左右。

方法：呼气时收缩腹肌，保持 3 秒，吸气时放松。

7）仰卧起坐和直腿抬高

目的：仰卧起坐和直腿抬高帮助锻炼盆底肌的协作共济肌与毗邻肌，使盆底肌和肛门括约肌非常协调地收缩。

时间：术后 2 周开始。

方法：（1）仰卧起坐时仰卧于床，按住双下肢，嘱坐起，再逐渐平卧，重复以上动作；（2）直腿抬高时双下肢并拢，直腿逐渐抬高至与躯体呈 90 度，再逐渐放平，重复以上动作。

肛门功能训练目标：大便能控制，能区别排便与排气，便前有便意，能控便 2 分钟以上，大便每天 1～3 次。

4.8.4 结直肠恶性肿瘤患者居家如何进行肠道功能康复训练？

（1）行为管理：① 定时排便，按照患者既往习惯选择每日定时排便的时机；② 排便体位，以蹲位及坐位为佳，坐位大便有利于降低排便阻力，提高患者自尊，减少护理工作量，减轻心脏负荷。

（2）肌肉训练：站立和步行训练可减少便秘，同时还要进行腹肌训练、吸气训练，如仰卧起坐、腹式深呼吸、提肛运动也可改善便秘，运动疗法可加强肠道蠕动力，对于长期卧床者尤为重要。

（3）直肠感觉的再训练：餐后半小时进行腹部按摩，或用润滑手指轻柔地按摩肛周或肛管，刺激排便反射产生。操作时应轻柔，避免伤及肛门和直肠黏膜，甚至伤及肛门括约肌。

（4）腹部按摩：腹部按摩可通过皮肤-直肠反射，促进感觉反馈传入和传出，增强肠道活动。

（5）肛门牵张技术：食指或中指戴指套，涂润滑油，于肛门内由一侧向另一侧缓慢地持续牵拉，可有效缓解肛门外括约肌痉挛，同时扩大直肠腔，诱发肠道反射，促进粪团排出。

（6）饮食管理：① 改变饮食结构：增强含糖及粗纤维食物的摄入；② 保证合理的身体水平衡，摄入适量液体（不含酒精、咖啡、利尿剂），以每日 2.0～2.3 L 为宜。

（7）药物治疗：可使用促进肠道活动剂、缓泻剂、解痉剂和肛门润滑剂（开塞露、石蜡油）等；大便失禁时可使用肠道活动抑制剂、肠道收敛剂和水分吸附剂。有肠道感染时采用敏感的抗菌药物。

4.8.5　结直肠恶性肿瘤患者术后多久需要再次复查电子肠镜？

术后 1 年内行肠镜检查，如有异常，1 年内复查；如未见息肉，3 年内复查；然后 5 年 1 次，随诊检查出现的结直肠腺瘤均推荐切除。如术前肠镜未完成全结肠检查，建议术后 3～6 个月行肠镜检查。

4.8.6　结直肠恶性肿瘤患者治疗后如何随访？需要复查的项目有哪些？

结直肠癌治疗后推荐定期规律随访。

（1）病史和体检及 CEA、CA19-9 监测，每 3 个月 1 次，共 2 年；然后每 6 个月 1 次，共 5 年；5 年后每年 1 次。

（2）常规建议在切除后的前 5 年每年进行胸部、腹部和盆腔 CT 扫描。但对于直肠癌术后患者，有条件者优先选择直肠 MRI 随访。胸、腹部和盆腔 CT 或 MRI 每半年 1 次，共 2 年；然后每年 1 次，共 5 年。

（3）术后 1 年内行肠镜检查，如有异常，1 年内复查；如未见息肉，3 年内复查；然后 5 年 1 次，随诊检查出现的结直肠腺瘤均推荐切除。如术前肠镜未完成全结肠检查，建议术后 3～6 个月行肠镜检查。

（4）PET/CT 非常规推荐的检查项目，对已有或疑有复发及远处转移的患者，可考虑 PET/CT 检查，以排除复发转移。

4.8.7　如何帮助结直肠恶性肿瘤患者，尤其是造口患者进行正常社交活动和社会融入？

1）回归正常生活

（1）无特殊饮食禁忌，肠造口患者避免进食木耳、菌菇、芹菜等难消化或纤维过长易成团的食物，可适当控制易产生气体、异味及辛辣生冷的食物。

（2）宜着宽松衣物，系腰带时应避开造口位置。

（3）待手术切口愈合、体力恢复，可沐浴和游泳。结肠造口者可将造口袋揭除后沐浴，回肠造口者宜佩戴造口袋淋浴；游泳前，造口袋周围可粘贴防水胶布或弹力胶贴。

（4）出游前应备足造口护理用品并随身携带。

（5）体力恢复后可尝试恢复性生活，性生活前排空造口袋或更换新的造口袋，并检查造口袋的密闭性。

2）回归正常社交

（1）当手术切口愈合、体力恢复后，可回归工作和社交，但应避免从事搬运、建筑等重体力劳动。

（2）参加工作和社交活动前，宜排空造口袋或更换新的造口袋，并随身携带造口护理用品。

肠造口患者真正意义上的康复包括生理、心理和社会生活 3 个方面。心理康复可以加快其生理康复，更有利于社会生活的康复。因此，我们希望，社会可以对造口人群多一分理解与宽容，不要指指点点，给予他们充分的尊重。

4.8.8　造口患者如何选择和更换造口袋？

直肠癌术后由于疾病治疗的需要，不能通过原来的肛门排便，通过手术将肠的末端缝于腹壁形成一个开口，这就是造口。造口是用来排泄粪便的，有结肠造口和回肠造口两大类。回肠造口一般位于右下腹，为末端回肠临时性造口，排泄物多为稀便且量大。结肠造口一般位于左下腹，为降结肠或乙状结肠永久性造口，排泄物为成型粪便。有了造口以后，就需要用造口袋来收集不受控制的便液。

造口袋品种、规格很多，如何选择一款最适合自己的呢？我们要从造口类型、手术时间、个人习惯、经济等方面来考虑，有一件式造口袋，两件式造口袋，平面底盘，凸面底盘，造口辅附件用品（粉、膜、膏）等，都是为了保护好造口周围皮肤，防止渗漏。

造口袋宜空腹时更换，袋子里有 1/3 粪便时及时倾倒，一般三四天更换一次，最多 7 天，渗漏及时更换。更换造口袋程序：温水清洗—擦干—测量造口大小—裁剪造口袋—喷洒造口护肤粉—擦干多余粉末—皮肤保护膜—防漏膏—贴造口袋—封闭造口袋。

4.8.9 什么情况下可以进行肠造口还纳术？

不少直肠癌患者因为各种原因进行了根治性手术，有些人幸运地保住了肛门，做了个临时性造口，因为是临时性造口，因此有机会还纳。而造口的类型不同，手术还纳的难易程度不同，从而还纳时间也不同。

（1）在直肠癌保肛手术中为防止吻合口瘘，一般会做保护性的回肠造口，这类造口的还纳时机一般会选择在手术后3个月，确定吻合口已愈合才能将造口还纳。

（2）如果直肠癌保肛术后发生吻合口瘘，做上腹部横结肠造口，一般选择造口术后1年，确定无吻合口炎复发、无盆腔肿瘤复发、无远处转移后才能将造口还纳。

（3）直肠癌Hartmann手术行乙状结肠造口，回纳时机一般选择在术后3～5年，在确定盆腔无肿瘤复发后才能将造口还纳，造口还纳手术成功率一般在95%以上。做临时性造口的病友会面临造口回纳手术，很多人认为这是一个简单的手术，但事实上回纳手术并不是简单的小手术，仍然需要重视才能安全回纳。术前要做好充分的术前准备，术后要仔细观察病情。

另外，选择造口回纳的时间也相当重要，如果原来的造口手术比较顺利、不复杂，回纳手术在造口手术后几周就可以进行。但复杂的造口其回纳时间一般要延迟到6个月或6个月以上，其次还要看患者自身的身体恢复情况。

造口患者往往接受了比较复杂的大手术，如肿瘤切除、淋巴清扫等，造口回纳术也需要等待病人身体恢复好了才可以进行。在做回纳手术前医生会做很多相关的检查，检查吻合口的远端肠管是否正常。

总的来说，造口术后6～12周，最长可达6个月，如果病人情况好转，病情也稳定，造口远端肠管通畅，就可以进行造口回纳，大多数还纳手术都能成功，即使不成功还可以再次寻找机会进行回纳。

4.8.10 结直肠恶性肿瘤造口患者饮食需要注意什么？

造口患者饮食首先要保证进食有规律且饮食安全卫生。

肠造口术后建议选择易消化的食物，尤其是刚做完手术，胃肠道功能尚未完全恢复时，避免过稀和粗纤维过多的食品，应以鸡蛋、鱼、瘦肉、菜汤、果汁等食物为主。

少吃容易产生气体的食物，如豆类、碳酸饮料，以及油炸食物和高纤维食物，否则容易堵塞住造口；少吃冰冷、辛辣、油腻等刺激性食物；常喝温开水，以保持大便通畅。

4.8.11 结直肠恶性肿瘤造口患者居家如何自我评估造口的状况?

肠造口术后应密切观察造口形状、高度、肠黏膜的颜色等情况;在为患者更换造口袋时应观察造口周围的皮肤有无破损、皮疹、溃烂以及皮肤黏膜分离等情况,并定期观察造口支架管有无松脱的情况。

肠造口通常呈鲜红色,有光泽且湿润,多为圆形或椭圆形,通常情况稍高于腹部皮肤表面(高出 1~2 cm 属于理想范围)。造口周围皮肤颜色正常、完整,与相邻皮肤表面没有区别。

回肠、升结肠造口术后 48~72 小时开始排泄,最初排出黏稠、黄绿色的黏液或水样液且量多;横结肠造口术后 3~4 天开始排泄,为粥状稀便;降结肠、乙状结肠造口术后 5 天开始排泄,术后 2 周逐渐为柔软成形的大便,大便性质与手术前相同。腹泻、无粪便排出为异常现象,需及时就医处理。

4.8.12 结直肠恶性肿瘤患者造口出现哪些状况需及时就医?

日常居家需关注造口的颜色、高度、黏膜皮肤缝合处情况、周围皮肤情况以及排泄物等情况。颜色苍白提示贫血,暗红色或淡紫色提示缺血,黑褐色或黑色提示坏死;观察造口有无回缩、突出、脱垂等异常表现;观察黏膜皮肤缝合处有无缝线松脱、分离、出血等情况;观察周围皮肤的颜色及完整性等;观察记录排泄物的量、颜色、性状和气味等。

如遇异常请及时到伤口造口门诊或相关专业科室就诊。

4.8.13 结直肠恶性肿瘤患者造口周围常见并发症有哪些?如何处理?

1)皮肤黏膜分离

(1)根据缺损的深度和程度治疗皮肤黏膜分离。

(2)如果担心存在感染风险,考虑使用抗菌敷料,除此之外还要系统治疗。

(3)如果出现感染,合理使用全身抗生素治疗。

2)造口坏死

(1)肥胖患者考虑造口定位于上腹部象限的,以降低手术游离肠系膜的范围,尽量减少血管缺血。

(2)根据血液循环情况和血运水平来管理造口坏死。

3）造口回缩

（1）当造口低平时尝试增加造口在皮肤平面上的高度。

（2）考虑使用凸面造口袋。

4）造口狭窄

（1）建议轻度狭窄的患者改变饮食，减少不溶性纤维摄入，使用大便软化剂，增加液体摄入量以保持大便松软。

（2）扩张仅作为临时方法，以帮助促进排泄为目的。由于缺乏证据，扩张不建议长期使用，长期使用扩张与造口狭窄有关。确定是否需要手术纠正狭窄。

5）造口脱垂

（1）考虑以下干预措施：调整造口袋和底盘开口的尺寸以防止造口损伤；使用带有脱垂附件的疝气支撑腹带；根据脱垂的长度，明确使用一件式造口袋是否可最大限度地减少对脱垂造口的损伤；指导患者或照顾者掌握造口脱垂手法回纳技术，评估脱垂造口的颜色变化，一旦造口出现发灰或者缺血样表现应立即就医。

（2）如果血供受损且脱垂造口不能手法回纳时，需转诊患者进行急诊手术评估。

6）造口旁疝

（1）有造口疝时及时咨询外科手术建议。尽可能在早期阶段修复，而不是等到病人年长并且具有较高的手术并发症风险的时候。

（2）考虑以下干预措施：使用疝气支撑带，水灌流不畅则停止结肠灌洗，并使用柔软灵便的造口袋防止造口周围皮肤创伤。

（3）指导患者出现以下情况要立即与医务人员联系：造口颜色变暗或疼痛持续；造口没有排便排气和排尿；腹胀、恶心、呕吐和食欲不振。

（4）疝气嵌顿和/或造口颜色变化的病人需转诊行急诊手术。

7）造口创伤

（1）适合的造口袋尺寸可预防造口创伤。在常规换袋时应评估造口是否受伤。

（2）建议病人参加体育活动时要小心，并考虑使用造口保护装置。

（3）指导患者及时报告造口或者造口内持续性出血情况以排除其他疾病相关并发症。

8）造口周围潮湿相关性皮肤损伤

（1）造口周围潮湿相关性皮肤损伤（MASD）是最常见的皮肤问题，包含了以下几种情况：接触性刺激性皮炎、浸渍、假瘤样改变。由于尿液或粪便刺激导致造口周围皮肤炎症和侵蚀。

（2）确定皮肤损伤的原因，并调整造口用品或掌握正确的使用方法以防止进一步损伤。提供紧密贴合造口周围且能防止底盘下渗漏的造口用品。建议泌尿造口患者使用夜间引流装置以防止尿液从底盘下渗漏。根据指示用造口粉、无痛皮肤保护膜等治疗破损皮肤。治疗疣状损伤：① 用硝酸银棒烧灼；② 去除底盘后用醋和水混合液湿敷局部；③ 治疗无效的损伤需要排除恶变可能。

9）造口周围真菌/念珠菌感染

（1）使用造口用品前在受染区域使用局部抗真菌粉（非霜剂），对于持久或严重的感染，必要时口服或静脉使用抗真菌药。

（2）消除潮湿影响：指导病人一旦底盘下潮湿，即予更换造口用品。

10）造口周围过敏性接触性皮炎

（1）用斑贴试验确定过敏源，并停止使用含过敏源的造口用品。

（2）使用外用皮质类固醇喷雾来控制炎症并帮助缓解症状。避免使用膏霜和药膏，以免影响造口用品粘贴。

（3）如果需要，调整袋子更换频率。病人也许需要更频繁更换造口用品，直到皮肤刺激症状缓解。

11）造口周围机械性皮肤损伤

（1）医用粘胶剂相关性皮肤损伤（MARSI）

① 确定伤害的原因，并调整造口用品或者正确使用造口用品来防止进一步损伤。

② 使用底盘前，先在破损的皮肤上喷洒造口粉或吸收性敷料。

③ 如果胶带对皮肤有损伤，考虑选择无胶带边框的底盘，并在更换时使用粘胶去除剂。

④ 考虑使用皮肤保护膜来帮助保护完整、脆弱的皮肤。

（2）医疗器械-相关压力损伤（MDRPI）

① 识别并消除压力源，治疗伤口，并更换造口用品。

② 使用吸收性产品，如造口粉、藻酸盐敷料和聚氨酯泡沫吸收伤口渗出，以促进愈合。

③ 指导患者频繁地更换造口用品直到伤口愈合，以确保底盘下方无液体积聚。

12）造口周围缝合处肉芽肿

（1）调整造口底盘开口尺寸以紧贴造口周围。

（2）轻轻探查受影响的区域，发现和移除残留缝线。

（3）使用硝酸银烧灼增生区域。

（4）贴造口底盘前将造口粉涂抹在受损区域，以吸收多余水分。

后 记

习近平总书记指出，人民健康是民族昌盛和国家强盛的重要标志，要把保障人民健康放在优先发展的战略位置，以普及健康生活、优化健康服务、完善健康保障、建设健康环境、发展健康产业为重点，加快推进"健康中国"建设，努力全方位、全周期保障人民健康。高质量发展是全面建设社会主义现代化国家的首要任务，随着我国卫生事业发展进入了深层次建设阶段，全面推进以人民为中心的卫生健康事业高质量发展，是全面推进"健康中国"建设的根本途径，也是实现中国式现代化的本质要求，这就要求医学工作者在提高自身专业水平的同时，也要注重加大医学健康知识的宣传普及，提升全民健康意识。

新中国成立以来，特别是改革开放以来，随着我国综合国力的增强，我国的卫生健康事业取得了长足的发展，人民群众的健康水平也显著提高，各项指标均达到世界平均水平，有些指标甚至已经超过了西方发达国家。但是，也要看到，随着人口老龄化、生态环境、生活方式等的变化，近些年来我国居民中肿瘤的发病率、病死率等均处于高发状态。2019 年，国家卫健委制定了健康中国（2019—2030）发展战略，以"大卫生、大健康"为理念，坚持预防为主、防治结合的原则，以基层为重点，以改革创新为动力，中西医并重，把健康融入所有政策，针对重大疾病和一些突出问题，聚焦重点人群，实施 15 个重大行动，政府、社会、个人协同推进，建立健全健康教育体系，促进以治病为中心向以健康为中心转变，提高人民健康水平，其中癌症防治行动即为发展战略的重要内容之一。《健康中国—肿瘤防治科普系列丛书》的编著，是从事肿瘤治疗和研究的一线专家、学者们，立足于健康中国行动，坚持"以人民为中心"而编写的，面向普通的非专业人民群众的科普教育丛书。

丛书主要系统介绍肿瘤的发生、进展、治疗、转归的各个机制和环节，从而帮助人们正确认识肿瘤、正确预防肿瘤、正确对待治疗，提高全民防癌意识，降低肿瘤发病率，提高肿瘤早诊率，注重肿瘤规范诊疗和科学康复，努力实现肿瘤防治的全周期覆盖，以在普及肿瘤防治知识的基础上最大限度地降低肿瘤的发病率，提升肿瘤的治愈率，提升人民群众的健康水平。

自 2015 年开始，由本人（时任中国临床肿瘤学会理事、南京医科大学无锡第二医院肿瘤内科主任、教授、研究生导师）总策划主编的系列肿瘤临床学术专著在东南大学出版社陆续出版后，引起了肿瘤学界的热烈反响。系列图书的出版既培养了新人，锻炼了队伍，也为中国的卫生健康事业做出了贡献。2022 年，东南大学出版社的资深编辑刘坚编审就提出编写一套面向普通群众、非专业人士也能看懂更能学会的肿瘤防治方面的科普读物，以响应健康中国行动的伟大号召。经过近两年时间的沉淀和思考，在参考目前国内外多种同类读物之后，我们决定编写这套大型科学普及丛书。思路形成后，即刻与南京医科大学附属肿瘤医院（江苏省肿瘤医院）沈波教授商讨成立编写委员会，由本人和沈波教授总负责，本人与中国临床肿瘤学会前任理事长、中国药科大学第一附属医院（南京天印山医院）院长、原解放军八一医院副院长秦叔逵教授共同担任荣誉总主编，南京医科大学附属肿瘤医院（江苏省肿瘤医院）沈波教授、南京医科大学第一附属医院（江苏省人民医院）缪苏宇教授、江南大学附属医院茆勇教授担任总主编，徐州医科大学附属医院韩正祥教授、扬州大学附属苏北人民医院张先稳教授、苏州大学第一附属医院陈凯教授、南京大学附属鼓楼医院杨阳教授、南京医科大学附属淮安第一医院何敬东教授、南京医科大学附属老年医院（江苏省省级机关医院）樊卫飞、南京医科大学附属泰州人民医院韩高华担任副主编。该丛书的编委由南京医科大学附属肿瘤医院（江苏省肿瘤医院）的刘德林、许有涛、武渊、晏苇、高津、滕悦、王晓华、倪静、吴俚蓉、武贝、施玥，南京医科大学第一附属医院（江苏省人民医院）的王建、杨梦竹，南京医科大学附属老年医院（江苏省省级机关医院）的孙敏、方乐平，南京医科大学附属淮安第一医院的李进、周磊磊、杜楠、纪红霞、王芫、周倩、王凡，南京大学附属鼓楼医院的李茹恬，东南大学附属中大医院的张远光，南京大学附属盐城第一医院的李剑萍，中国科技大学附属安徽省肿瘤医院的李苏宜，南京中医药大学附属南京医院（南京市肿瘤医院）的王清波、宋琳、曹朴、李原，徐州医科大学的汤娟娟、曹旭、张羽翔、潘迪、朱晶晶，徐州医科大学附属医院的陈翀、王红梅，徐州医科大学第二附属医院的张胜兰、王保庆、王自全、尹楠楠、李泳澄，扬州大学附属苏北人民医院的邢恩明、陈婷婷、殷婷，江南大学各附属医院的蔡东焱、徐闻欢、顾科、车俊、王洵、夏汝山、冯广东、周友鑫、甘霖、姚伟峰、徐泽群、胡月、魏倩、关婷、徐伟，苏州大学第一附属医院的陶慧敏、何康，南京医科大学康达学院附属连云港第二医院的王思明，江苏省原子医学研究所的单婵婵、仲爱生，南京医科大学附属江宁医院（南京市江宁医院）的杨艳，海安市人民医院的张燕，东台市人民医院的周雪峰、吴德龙，淮安肿瘤医院的赵坤，无锡市人民医院的杭志强组成。

　　2023 年 10 月 10 日，本人与沈波教授牵头组建写作团队，制定编写体例，分配写作任务。经过半年的时间，本套丛书的初稿陆续完成。

本套丛书第一部拟分八个分册：

头颈部肿瘤分册，其中鼻咽肿瘤、鼻、鼻窦癌、喉癌由江南大学附属医院的顾科、车俊、张晓军，东台市人民医院的周雪峰、吴德龙撰写，原发灶不明的颈部淋巴结转移性癌由南京医科大学附属肿瘤医院（江苏省肿瘤医院）的刘德林撰写，甲状腺肿瘤由江苏省原子医学研究所的单婵婵、仲爱生撰写，口腔、涎液腺肿瘤由康达学院附属连云港市第二人民医院王思明撰写。

胸部肿瘤分册，其中胸腺肿瘤、胸膜肿瘤由南京医科大学附属肿瘤医院（江苏省肿瘤医院）的许有涛撰写，肺肿瘤由江南大学附属医学中心的王洵撰写，乳腺肿瘤由江南大学附属医院的蔡东焱、徐闻欢撰写。

消化系统肿瘤分册，由南京医科大学附属肿瘤医院（江苏省肿瘤医院）的武渊、晏苇、施玥撰写，肝、胆、胰肿瘤由徐州医科大学附院的韩正祥、汤娟娟、王红梅，徐州医科大学的曹旭、潘迪、朱晶晶撰写。

神经内分泌肿瘤分册，由南京医科大学附属淮安第一医院的何敬东、李进、周磊磊、杜楠、纪红霞、王芫、周倩、王凡、杨艳撰写。

泌尿系肿瘤分册，由南京中医药大学附属南京医院（南京市肿瘤医院）的王清波、宋琳、曹朴、李原撰写，其中尿路上皮肿瘤由东南大学附属中大医院的张远光撰写。

妇科肿瘤分册，其中滋养细胞肿瘤、阴道外阴肿瘤由南京医科大学附属肿瘤医院（江苏省肿瘤医院）的倪静撰写，卵巢肿瘤、输卵管肿瘤、子宫内膜肿瘤、子宫颈肿瘤由扬州大学附属苏北人民医院的张先稳、邢恩明、陈婷婷、殷婷撰写。

骨、软组织皮肤肿瘤分册，其中成骨肉瘤、转移性骨肿瘤、软组织肿瘤由苏州大学第一附属医院的陶慧敏、何康撰写，骨肿瘤术后功能重建由江南大学附属中心医院的甘霖撰写，皮肤肿瘤由江南大学附属中心医院的夏汝山、冯广东撰写。

恶性淋巴瘤分册，由南京医科大学附属肿瘤医院（江苏省肿瘤医院）的高津、滕悦，徐州医科大学第二附属医院的张胜兰、王保庆、陈翀、王自全、张羽翔、尹楠楠、李泳澄，徐州医科大学附属医院的韩正祥、陈翀，徐州医科大学曹旭、张羽翔撰写。

第二部拟分三个分册：

肿瘤内科治疗分册，其中肿瘤的营养支持由中国科技大学安徽省肿瘤医院的李苏宜撰写，肿瘤的化学治疗由南京医科大学附属肿瘤医院（江苏省肿瘤医院）的王晓华撰写，肿瘤的靶向治疗由南京大学附属鼓楼医院的李菇恬撰写，肿瘤的免疫治疗由南京大学附属盐城第一医院的李剑萍撰写。

肿瘤的局部治疗分册，其中肿瘤的外科手术由江南大学附属中心医院的周友鑫撰写，肿瘤的放射治疗由南京医科大学附属肿瘤医院（江苏省肿瘤医院）的吴俚蓉撰写，肿瘤的消融治疗由南京医科大学附属老年医院（江苏省省级机关医院）的樊卫飞、方乐平撰写，肿瘤的血管灌注治疗由南京医科大学附属肿瘤医院（江苏省肿瘤医院）的武贝撰写，肿瘤的热疗（热灌注、超声刀）由南京医科大学附属老年医院（江苏省省级机关医院）的樊卫飞、孙敏撰写。

肿瘤姑息治疗、护理关怀分册，其中疼痛治疗由南京医科大学第一附属医院（江苏省人民医院）的王建、杨梦竹撰写，肿瘤的护理关怀由江南大学附属医学中心的胡月、魏倩、俞瑾垚、关婷撰写。

经过半年的努力完成了撰写任务，本人及江南大学的陈暑波、江苏省原子医学研究所的仲爱生对稿件进行了审校，再交由东南大学出版社进行编辑审校，按计划分批陆续出版发行。

成书后，秦叔逵教授应邀欣然为本套丛书写序，这是对本人及江苏省所有参与写作的肿瘤治疗、研究专家的鼓励和支持，也是对肿瘤科普事业的关心和重视。

希望本套丛书的出版发行，能够为普通群众解答关于肿瘤的常识，更希望本套丛书为健康中国乃至中国式现代化贡献力量。

缪建华

2024 年 6 月